不畏艰苦　甘于奉献

救死扶伤　大爱无疆

医道无界

纪念中国援外医疗队派遣60周年

国家卫生健康委员会　　编写

人民卫生出版社

·北京·

图书在版编目（CIP）数据

医道无界：纪念中国援外医疗队派遣60周年 / 国家
卫生健康委员会编写. —北京：人民卫生出版社，
2023.12
ISBN 978-7-117-35709-8

Ⅰ.①医⋯ Ⅱ.①国⋯ Ⅲ.①医疗队–对外援助–概
况–中国 Ⅳ.①R197.8

中国国家版本馆 CIP 数据核字（2023）第 223430 号

医道无界——纪念中国援外医疗队派遣 60 周年
Yidao Wujie——Jinian Zhongguo Yuanwai Yiliaodui Paiqian 60 Zhounian

编　　写　国家卫生健康委员会
出版发行　**人民卫生出版社**（中继线 010-59780011）
地　　址　北京市朝阳区潘家园南里 19 号
邮　　编　100021
E – mail　pmph @ pmph.com
购书热线　010-59787592　010-59787584　010-65264830
印　　刷　北京顶佳世纪印刷有限公司
经　　销　新华书店
开　　本　787×1092　1/16　印张：12.5
字　　数　204 千字
版　　次　2023 年 12 月第 1 版
印　　次　2023 年 12 月第 1 次印刷
标准书号　ISBN 978-7-117-35709-8
定　　价　80.00 元

打击盗版举报电话　010-59787491　　E – mail　WQ @ pmph.com
质量问题联系电话　010-59787234　　E- mail　zhiliang @ pmph.com
数字融合服务电话　4001118166　　　E- mail　zengzhi @ pmph.com

《医道无界——纪念中国援外医疗队派遣 60 周年》

编委会

前言

不畏艰苦

甘于奉献

救死扶伤

大爱无疆

历史需要被铭记。

一个甲子以前，中国向阿尔及利亚派遣第一支援外医疗队，这是毛泽东、周恩来等老一辈无产阶级革命家着眼党和国家大局，亲自开创的伟大事业，是一项具有中国特色的援助方式，是我国国际合作和对外交往的一块金字招牌，为推动构建人类卫生健康共同体、推进人类和平与发展的崇高事业作出了重要贡献，赢得国际社会广泛赞誉。

习近平总书记高度重视援外医疗工作。2013年，习近平总书记在中国援外医疗队派遣50周年之际，总结凝练了"不畏艰苦、甘于奉献、救死扶伤、大爱无疆"的中国医疗队精神；2023年2月9日，习近平总书记给援中非中国医疗队队员亲切回信，指出："中国人民热爱和平、珍视生命，援外医疗就是生动的体现"，并对中国援外医疗队派遣60周年工作成绩给予充分肯定，为新时代援外医疗工作指明了前进方向，提供了根本遵循。

世界形势风云变幻，援外医疗这项国际主义精神引领下的事业始终如一，坚持至今。60年来，我国累计向全球76个国家和地区派遣援外医疗队队员3万余人次，诊治患者近3亿人次，挽救了无数生命。特别是党的十八大以来，我们深入开展"光明行""爱心行""微笑行"等巡诊义诊活动，与43个国家和地区的48家医院建立对口合作，共建25个临床重点专科中心，填补了当地数千项技术空白，培养、培训当地医疗人员10万余人次，在新冠病毒感染疫情期间始终坚守阵地，与当地群众奋斗在一起，留下了一支支"带不走的医疗队"。我国还支持非洲疾控中心建设，拓展公共卫生合作，推动中医药"走出去"，建立中国中医中心。我国的援外医疗从"输血式"援助转向可持续"造血式"援助，逐渐形成以医疗队为基础，临床医疗和公共卫生双轮驱动，创新项目、短期义诊、能力建设、人员与技术交流多点开花的全方位、立体式新格局，被誉为"南南合作的典范"。2023年，中央宣传部授予中国援外医疗队群体代表"时代楷模"称号，国家卫生健康委员会印发学习决定，号召全系统自觉向先进典型学习，以实际行动更好护佑人民健康，为全面建设社会主义现代化国家、全面推进中华民族伟大复兴而团结奋斗。

大道不孤，德必有邻。60年来，援外医疗队队员把受援国人民的生命健康放在第一位，不管条件再艰苦、环境再危险，始终义无反顾，既是救死扶伤的白衣天使，也是传递情谊的友好使者，在无私奉献中实现了人生价值的升华，是当之无愧的"时代楷模"。60年来，援外医疗工作机制不断健全、链条持续完善、格局更加立体，这块对外合作交往的"金字招牌"越擦越亮，凝结着中国构建人类卫生健康共同体的坚定信念与力量。60年来，国际国内形势经历了沧桑巨变，但中国医疗队传承的崇高精神没有变，通过援外医疗结下的中外深厚情谊没有变，中国致力于天下大同的伟大理想没有变。

本书是援外医疗工作的生动记载。其中，既有医疗队队员厚德尚医的点滴记录，也有援外多彩生活的美好回忆；既有危急关头的迎难而上，也有春风化雨的仁心仁术。文字朴实而生动，情感真挚而热烈，展示了崇高的中国医疗队精神，描绘了中国医疗队走到哪里，哪里就绽放民心相通的繁花，哪里就结下和平发展硕果的美好景象。

本书只是援外医疗工作60年的缩影，我们相信，在以习近平同志为核心的党中央坚强领导下，在习近平总书记提出的人类卫生健康共同体理念的指引下，中国援外医疗队可歌可泣的感人事迹还将续写，中国援外医疗工作必将再创辉煌，中国和广大发展中国家的友谊必将长驻世人心间！

国家卫生健康委员会主任、党组书记

马晓伟

2023年11月14日

目录

厚德尚医

中国首次援外医疗始末

钱君琦（原卫生部退休干部）

1962 年，阿尔及利亚刚刚摆脱法国殖民地统治独立建国，因医疗条件落后，缺少医务人员，阿尔及利亚政府邀请我国派遣医疗队赴阿长期工作。为了发展同非洲国家的友好关系，在周恩来总理的亲自部署下，1963 年 4 月、6 月，共 24 名中国医疗队队员分两批先后赴阿。这是中华人民共和国外交史上第一次单独以医疗队的形式支援外国的行动。它拉开了中国此后向世界 70 多个国家派遣大批援外医疗队的序幕。

医疗队抵达阿尔及利亚西部，这里干旱缺水，夏季高温，冬季极寒，农牧民生活十分贫困，各种疾病、传染病流行，再加上长期缺医少药，牧民的发病率、死亡率都很高。在语言不通、医院设备不全、医护人员缺乏、生活饮食习俗迥异等极端困难的情况下，中国医疗队硬是在"撒哈拉沙漠之门"创造出了一番业绩。

刚开始，当地有些人对中国医生的医术持怀疑态度，认为中国医生比不上欧洲的那些专家，但很快，医疗队队员们就以精湛的医术征服了那些持怀疑态度的人。

医疗队到赛义达医院不久，收治了一个腹部有很大肿块的女性患者，经剖腹探查发现是脾脏棘球蚴病（又称包虫病），随后进行了手术治疗。这种病在草原上属常见多发病，棘球蚴可以在人体脑部、肺部，特别是脾脏、肝脏中寄生，常危及生命安全。药剂师吕学修经过研究很快就成功试制了能检出这种病的试剂。在接连用这种试剂确诊了两名患者后，赛义达医院院长由最初的怀疑、试探转为心悦诚服。

医疗队刚去的时候，当地许多人对我国中医的疗效不了解，也不太相信。有一位转业军人，患了肘关节截肢后的"幻肢痛"，经各种方法医治无效。经中国医疗队针灸治疗，1个月左右就痊愈出院了。一下子，中国针灸的疗效便在赛义达医院迅即传开了。慕名而来的患者人数大大增加，甚至千里之外的东部各省和首都阿尔及尔都有人到赛义达医院体验中国"神针"。两年半的时间，仅一位中医针灸医生便进行了1.5万多人次的针灸治疗。

中国医疗队的到来，使得赛义达医院不仅大量收治了常见病、多发病和流行病患者，还大大拓宽了医疗范围。在那个年代，有些在当地人看来是无法医治的病，如白内障，经医疗队中西医结合治疗，很快治愈。赛义达医院的声誉传遍了阿尔及利亚各地。

中国医疗队归国的行期经过阿方的多次挽留，最终从半年延长至两年半。在这两年半的时间里，中国医疗队收治了2.7万多人次的住院患者，诊治了37万多人次的门诊患者，做了3 000多台手术，安全接生1 000多个婴儿。中国第一支援外医疗队在阿尔及利亚一炮打响后，亚非其他国家纷纷邀请中国派出医疗队给予援助。此后，中国医疗队在异国他乡生根发芽，开花结果，很多外国朋友也因此认识了中国。

正是这些白衣天使以他们的辛勤付出在中华人民共和国的对外交往上掀开了新的一页。1971年10月，在第26届联合国大会上，就中华人民共和国恢复在联合国一切合法权利问题辩论时，阿尔及利亚代表疾步走上讲坛，挥动着手臂慷慨陈词，打断了那些歪曲中国的发言，其他非洲国家也强烈批评和谴责错误的对华政策。

终于，中国赢得了重返联合国的多数票。而提出恢复中国在联合国合法席位的23国当中，有11个是中国派驻过医疗队的国家。1971年11月，毛泽东主席在接见我国出席第26届联合国大会代表团时说："是非洲兄弟把我们抬进了联合国……"

半个世纪以来，我国派出的医护人员，治愈了数以亿计的患者，中国的白衣天使得到了受援各国各界的高度赞誉。他们远离家人，长年累月在异国他乡奋斗，有的献出了宝贵的生命。他们的丰功伟绩，值得我们永远铭记和敬仰。

（来源：2013年3月22日，《健康报》，已获得授权使用）

难忘的不眠之夜

贾　旺（首都医科大学附属北京天坛医院）

第 2 批援特立尼达和多巴哥中国医疗队队长

汤　劼（首都医科大学附属北京天坛医院）

第 2 批援特立尼达和多巴哥中国医疗队队员

2015 年 2 月 8 日，一个周日的傍晚，特立尼达和多巴哥首都西班牙港褪去一天的暑气，在椰影婆娑中能感受到阵阵惬意的凉爽。中国驻特立尼达和多巴哥大使馆正举办"新春联谊会"，大使馆工作人员，即将赴任的特立尼达和多巴哥驻中国大使夫妇，特立尼达和多巴哥的华人华侨，以及中资机构和当地的媒体，共聚一堂欢庆中国的传统佳节。由首都医科大学附属北京天坛医院 10 名医务人员组成的第 2 批医疗队也受邀参加，享受着回家的感觉和节日的气氛。

活动刚刚开始，圣费尔南多总医院急诊室和 ICU 先后致电医疗队请求紧急会诊。一名 32 岁产妇，产后 4 天，突发意识丧失，收入 ICU 抢救。医疗队收到会诊请求后，立即向大使做了汇报，即刻返回 60 千米外的圣费尔南多总医院。在路上全队医生进行了紧急会诊，认为颅内出血或急性血栓的可能性较大，联系医院值班医生急诊进行头颅 CT 检查，并进行降压、脱水治疗。到达医院后，神经外科贾旺、汤劼，神经内科杜万良和神经介入科马宁 4 位医生直接去 ICU 查看患者，麻醉师陆瑜和手术室刘茜茜护师做好手术准备，其他队员做好抢救并发症的准备。患者处于中度昏迷状态，血压高，心率慢，刺激左侧肢体可动，右侧偏瘫。头颅 CT 示双侧基底节出血，中线移位，脑水肿明显。与当地 ICU 医生和神经外科医生商讨病情，考虑为产后子痫，高血压性颅内出血。由于当地神经外科手术技术较为落后，此类患者既往只能依赖药物治疗，生存率很低。经讨论认为患者年轻，生命体征还稳定，手术可以有效降低颅内压力，挽救生命，为将来改善神经功能创造有利条件，当即决定进行开颅手术清除颅内出血。此时已经是当地晚上 10 点多了。根据当地手术准备流程一般需要 2 ~ 3 小时，手术结束应该是凌晨 4 点左右，由于第二天是神经外科每周仅有的一个手术日，已经安排了 2 台较大的重症脑肿瘤患者手术，如何合理分配技术力量，保证第二天手术的顺利进行成了摆在大家面前的难题。在这个两难的时刻，汤劼医生挺身而出，表示自己的英语非常流利，手术沟通没问题，设备简陋可以通过手术技巧尽量克服。留下汤劼医生在陌生环境中孤军奋战实在是不舍得，可是全部手术团队留下通宵工作很难保证第二天两台手术的安全。这真的是一个艰难的决定。医疗队最终决定，汤劼医生留下，带领当地神经外科医生、麻醉师和手术室护士进行开颅手术清除脑内血肿。

圣费尔南多总医院急诊开颅手术很少，因此配备的设备十分简易，需要手摇钻和线锯开颅，开颅操作过程十分费时费力。汤医生完全可以调用从国内带来的电钻和铣刀减少手术难度，但是为了保证第二天的重症肿瘤手术，他毫不犹豫地选择了传统的手工开颅方式，在国内 20 分钟可以完成的过程，在这里花了 1 个多小时才完成。为了减少对脑组织的损伤和更加可靠地控制出血点，汤劼医生在显微镜下清除脑内血肿，脑组织压力得到了充分的缓解。汤劼医生一边做着手术，一边还给神经外科医生讲解手术操作，给手术室护士就开颅手术的配合进行讲解，手术在凌晨 4 点顺利结束，产妇脱离了生命危险。

汤医生拖着疲惫的身躯回到驻地时已经是凌晨 4 点半了。

手术后的几天，医疗队的医生每天都去 ICU 查看患者，和 ICU 医生一起商讨治疗方案。患者生命体征明显改善，血压平稳了，神志和肢体活动改善，为后期的康复创造了条件。当地 ICU 的医生觉得手术效果不可思议，患者家属也十分感谢中国医生所做的努力。

"健康所系，性命相托"，迈入医学殿堂的誓言历久弥新，放之四海而皆准，援外医疗队医生用自己的工作去践行大爱无疆的精神。援外医疗工作刚刚开始，医疗队还会把以后的路走得更稳更远。

万里之遥会诊"零距离"

段　邦（首都医科大学附属北京世纪坛医院）

第1批援瓦努阿图中国医疗队队员

"腹痛已经1年多，曾一度怀疑患了癌症，心理压力非常大。当听说中国医生来这里，我非常高兴，一大早就赶到这里请求你们的帮助。"9月的一天，援瓦努阿图中国医疗队刚抵达，25岁的李女士就赶紧前来求诊。

医疗队队长李凯接诊了李女士。这支医疗队9名医疗队队员全部来自首都医科大学附属北京世纪坛医院，共有8名医生、1名护士。他们分别来自普通外科、胃肠肿瘤外科、泌尿外科、中医正骨按摩科、麻醉科手术室、心血管内科、口腔科等临床科室。

李凯会同郭炜护士长，详细询问了患者的病史，并进行了细致的体格检查。掌握第一手临床资料后，李凯当即连线医院妇产科专家白文佩教授和李健医生，双方对患者进行了远距离的病例讨论，会诊简单而高效。

从初步诊断到鉴别诊断，从完善检查到心理辅导，从药物治疗到饮食调整，当医疗队医生将会诊意见反馈给求助的女士，详细明确的诊疗方案让患者激动不已。两周后，患者兴奋地来到医疗队，告知效果非常明显，病情有所好转，完全看不出曾经的无助。

11月的一天，电话中再次传来紧急的求助声。"李队长，我家小朋友（弟弟）昨天开始发热，不想吃东西，哭闹得厉害，今天身上起了好多疹子，大朋友（哥哥）今天也发热了。"10分钟后，一家人焦急地来到医疗队临时驻地，李凯会同黄爱本医生，进一步了解两个患儿的发病情况，同时进行了口腔、皮肤、全身淋巴结、双肺、腹部等部位的体格检查。

"稍等一下，我们医疗队没有儿科医生，请我们国内的专家远程会诊一下。"医院儿科专家武万水教授的电话铃响了，在充分了解患儿相关的信息后，发回了诊疗方案："考虑病毒感染可能性大，疱疹病毒感染或者手足口病，主要采用对症治疗，退烧药可以使用布洛芬或者对乙酰氨基酚，不能用阿司匹林。可以辅助用些氯雷他定。"听到北京专家远程诊疗后，家长如释重负，赶紧到药店购药，按照医嘱治疗后，患儿很快痊愈了。

"这样的故事时常在援瓦努阿图中国医疗队发生，队员们都成了'全科医生'，为患者和家属排忧解难是我们最大的愿望，一句'Thank you（谢谢）'胜过千言万语。"在有限的援助时间里，为更多人带来健康、换来更多人笑脸，让队员倍感欣慰。

"医疗队队员的专业不能完全覆盖所有人群和病种，患者的诊治需要更多学科的协作。专家远程会诊能够实现实时的诊疗和技术指导，在援外医疗队顺利开展工作中不可或缺，医院如同舰队的港湾，随时为前线提供支持。"李凯很是感慨，"记得出发前书记、院长就说过，各位队员在外援助期间，无论是对国外队员工作生活的关心，还是对队员国内家属的照顾，医院的支持是 24 小时无休的。"

2022 年是中瓦建交 40 周年，为推动中瓦全面战略伙伴关系迈上新台阶，国家派出了这支援助医疗队。医疗队将在瓦努阿图开展为期 1 年的工作，为当地提供医疗服务、帮助当地提高医疗卫生水平，承担推进医院建设、完善管理制度等任务，同时为使馆、中资机构、华侨华人提供医疗健康服务。截至 11 月底，援瓦努阿图中国医疗队已经邀请妇产科、儿科、皮肤性病科等十余个专业的专家参与援外医疗队会诊，成功诊治数十位患者，顺利完成了跨学科的常见病、多发病与复杂疾病的诊疗。

为了更好地开展援外医疗工作，北京市卫生健康委员会针对远程会诊项目提前部署，指导医疗队启动远程会诊平台建设相关工作。援外医生根据医疗原则，结合患者病情需要，通过远程会诊平台连线国内，通过音视频指导，确定诊疗方案，让远在南太平洋的瓦努阿图患者也能享受到中国医院的优质诊疗服务。

（来源：2022 年 12 月 7 日，《人民政协报》，已获得授权使用）

"中国医生填补了我们的空白"

张　伟（河北大学附属医院）

第 13 批援尼泊尔中国医疗队队长

近年来，在中国医疗队的帮带下，尼泊尔 B.P. 柯伊拉腊纪念肿瘤医院已经可以独立开展腹腔镜胆囊切除术和腹腔镜单纯附件肿物切除术等，而比较复杂的腹腔镜手术仍需要医疗队的帮助。

泌尿外科遇到复杂的腹腔镜手术都会邀请我参加，或参与手术方案的制订，或现场手术教学。在尼泊尔工作期间，我们成功地开展了包括腹腔镜肾部分切除术、腹腔镜膀胱根治性切除术、腹腔镜前列腺癌根治术等多种复杂腹腔镜手术。其中，采用 5 毫米腔镜实施右侧肾上腺肿瘤切除术刷新了医院微创手术"小切口"的纪录，巨大嗜铬细胞瘤经腰腹腔镜切除则填补了尼泊尔医疗技术的空白。

"中国医生填补了我们的空白"

尼泊尔一中年男子拉纳（化名）被确诊患巨大嗜铬细胞瘤，转至 B.P. 柯伊拉腊纪念肿瘤医院治疗。拉纳自述近几年血压增高，最高可达 260mmHg，口服多种降压药效果欠佳，CT 检查发现右肾上腺区占位。

嗜铬细胞瘤是起源于肾上腺髓质、交感神经节或其他嗜铬组织的肿瘤，临床可表现为恶性高血压、多脏器功能紊乱及代谢紊乱综合征，其治疗以瘤体手术切除为主。根据影像学检查，肿物位于右肾上腺区，直径约 10 厘米，紧邻肝脏及腔静脉。手术极具挑战性，麻醉风险很高。

手术前，我们根据患者情况调整用药，经过两周的精心治疗，患者血压等情况基本平稳。

手术中，麻醉师王国瑞紧盯麻醉监护仪上的各个数据，并备好各种用药。我不时询问血压情况、心率是否暂停，大家的心一直提着。

"成功了！"当瘤体被取出来的那一刻，手术室内响起一片欢呼声。曾在中国待了11年的医院管委会主席、泌尿外科教授尼尔曼（化名）高兴地说："这是B.P.柯伊拉腊纪念肿瘤医院第一例经腰后腹腔镜巨大嗜铬细胞瘤切除术，也是尼泊尔首例。中国医生再次填补了我们的空白。"

术后第二天，患者拉纳就开始下床活动、进食。

刷新医院微创手术"小切口"纪录

在为尼泊尔5岁男孩吉里（化名）治疗右侧肾上腺肿瘤时，为了降低对孩子身体的伤害，我们让手术切口尽量小，选择使用5毫米腔镜实施手术。

吉里进食减少、逐渐消瘦，时常出现感冒症状，在当地医院检查发现右侧肾上腺长了约6厘米大小的肿瘤，需手术切除。

患儿正处于生长发育期，身体空间小，需要专门的器械，对手术技术要求高，经查，肿瘤位置还在腹腔深处，周围被众多器官包裹，紧邻腔静脉，围手术期麻醉风险很大。

我和队友、麻醉医生王国瑞经过充分评估和精心的术前准备，使用5毫米腔镜为吉里实施后腹腔镜手术，完整切除右侧肾上腺肿瘤，手术很成功。吉里恢复得很快，第二天就能进食、在床上活动。

闯"禁区"挑战高难度腔镜手术

腔镜下全膀胱根治性切除术耗时长，而且需要用患者的肠管来代替膀胱功能；前列腺血管神经丰富，一直是腹腔镜手术的禁区……在B.P.柯伊拉腊纪念肿瘤医院工作期间，我和尼尔曼教授联手，多次挑战腹腔镜膀胱根治性切除术、腹腔镜前列腺癌根治术、腹腔镜肾部分切除术等高难度手术，带领医院泌尿外科不断实现新的突破。

71岁晚期前列腺癌患者，伴一侧精囊受侵，粘连明显，家属希望做腹腔镜手术。

手术风险大，术中有大出血的风险，医院此前没有独立开展过此类手术，且无法提供超声刀刀头和结扎夹，这又增加了止血难度。

尼尔曼教授邀请我一起商定手术方案，我们反复推演手术过程，分析患者肿瘤术前影像学特点，以及可能出现大出血的关键步骤。"提前准备好缝合针线，用缝扎代替结扎夹，能行！"手术历时 3 小时，术中出血不多，术后安返病房。

　　渐渐地，"中国医生的腹腔镜手术"在尼泊尔美名远扬，患者口碑相传，慕名而来。

中国医生，中国技术，中国器械

——冈比亚首台心脏起搏器植入记

李　阳（中国医科大学附属第一医院）

第 5 批援冈比亚中国医疗队队员

我于 2022 年 5 月抵达冈比亚首都班珠尔，执行为期 1 年的援外医疗任务。早在国内培训期间，我就开始思考——怎么才能发挥中国的医疗优势，更好地为非洲人民的健康服务，并积极与第 4 批医疗队队员沟通了解受援医院（爱德华—弗朗西斯—斯莫教学医院）医疗设施及技术开展情况。在得知由于各种原因冈比亚尚未开展心脏起搏器技术后，我有了在冈比亚开展该技术造福冈比亚患者的初步想法。

抵达冈比亚后，我向内科主任叶法（化名）提出了开展心脏起搏器技术的想法。叶法主任表示，心脏起搏器技术是科室一直想开展的技术，而且是内科 5 年发展计划的一部分，但由于起搏器价格昂贵、没有技术人才以及缺少导管室，所以一直没有实现，如果中国医疗队能够开展将全力支持。

在工作过程中，我看到大量心动过缓患者因无法植入起搏器猝死，或被迫去其他国家治疗，但治疗费用昂贵，冈比亚的普通百姓根本无法承受。面对没有心脏导管室、没有人员基础、没有心脏起搏器的客观条件，工作一度陷入了停滞。但在感慨于冈比亚落后医疗条件的同时，我仍积极思考能否利用冈比亚现有医疗设施进行适当改造来医治这些患者。

在全面了解受援医院硬件设施后，我发现尽管没有标准心脏介入手术室，但骨科手术所用一款老旧小 C 形臂虽然透视清晰度很差且无法调整角度，仍可以作为心脏介入术中透视的替代方案。我还对普通手术床做了适当改造，使之基本适应心脏介入手术，并指导受援医院护士对普通外科手术室按照心脏器械植入标准进行消毒。在向受援医院及科室全面介绍手术室改造想法及手术方案后，院长表示全力支持协调内科、麻醉科及手术室，并对中国医疗队能够因地制宜创造性开展工作表示赞许。最终在医疗队全体队员的共同努力下，冈比亚诞生了第一个心脏介入手术室，尽管是非常简易的。

与此同时，在中国驻冈比亚大使馆及辽宁省卫生健康委员会的支持下，我积极联系国内起搏器厂家。最终，中国公司本着支持中国援外医疗事业的初衷，同意捐赠心脏起搏器并克服国内疫情暴发等各种困难，按时将起搏器送抵援冈比亚中国医疗队。

一名 82 岁的女性患者，曾多次因不明原因的意识丧失而受到外伤。2022 年12 月初，该患者在得知中国医疗队抵冈的消息后辗转来到受援医院内科门诊找到了我，被确诊为完全性房室传导阻滞。对于完全性房室传导阻滞患者，植入心脏起搏器是最佳治疗方法。但患者高龄，且伴有高血压、糖尿病、心力衰竭、慢性肾功能不全及肺内感染等多种疾病，不具备立即手术的身体条件。我首先将患者收入 ICU，每天数次查看患者，随时调整药物治疗方案。经过 10 天的精心治疗，患者肺内感染得到控制，心脏功能明显改善，基本具备了手术条件。

手术于 2022 年 12 月 14 日上午进行，我作为术者，高鹏医生作为麻醉师，医疗队队员朱宇、袁宏谋、胡晓龙作为助手。由于是第一次在如此简陋条件下开展此类手术，队员们还是有些紧张，开始配合有些忙乱。但我本人在国内完成大量心脏起搏器手术，是一位经验非常丰富的术者，队员们很快就稳住了阵脚。此例手术，在局麻条件下进行，从锁骨下静脉穿刺、起搏电极植入到脉冲发生器包埋都一次完成，手术耗时仅 30 分钟，术后患者心率即刻从 35 次 / 分恢复到 60 次 / 分。术后第二天患者即可下床行走，术后 3 天出院。术后患者恢复良好，可以正常生活、做适量家务。

"来自援冈比亚中国医疗队的 Sunny Li（李阳）医生历史上首次成功为一名本地患者成功开展了心脏起搏器植入手术。"冈比亚当地主流报纸 *STANDARD* 第一时间进行了报道。

"更多非洲人民必将从援外医疗中受益""援外医疗为西非人民健康水平的提升带来了希望""干得漂亮，中国援冈比亚医疗队"，我国外交部多位官员在国际社交媒体上对我完成冈比亚首台心脏起搏器植入术的报道点赞转发，引发了国内外广泛影响。

一直以来，非洲高值医疗耗材市场长期被西方发达国家垄断，心脏起搏器由于价格高昂，很难在经济落后国家开展。此次手术的顺利完成，不仅将中国先进的医疗技术带到非洲，更是中国国产心脏起搏器械首次在非洲大陆应用，为中国心脏医疗产品打开非洲市场奠定了基础。

医疗援非，书写别样中医人生

李仓达（哈尔滨市中医医院）

第 33 批援毛里塔尼亚中国医疗队队员

援非医疗任务即将结束，在毛里塔尼亚工作的 900 多个日日夜夜是充实且难忘的。

2018 年 7 月 19 日，来自哈尔滨市中医医院的我，作为第 33 批援毛里塔尼亚中国医疗队队员，踏上了地处撒哈拉的这片热土。

我被分配到友谊医院，这是中国政府 10 多年前出资援建的一所综合性医院，所有大型诊疗设备都为我们国家援助，周围几十千米的居民都到这里就诊。膝关节病、腰椎间盘突出症、肩周炎、面瘫在当地发病率极高，我决定以针灸治疗为突破口，以疗效吸引患者就诊。一间 12 平方米左右的诊室、2 张针灸床、6 把椅子，毛里塔尼亚的第一个"中医科"就这样成立了。

由于文化差异，当地对中医医学知之甚少。我将中医治疗的特点和优势、针灸擅长治疗的疾病，译成法文张贴于诊室门外，这样能帮助当地群众对中医有一个初步的了解。

2018 年 8 月 5 日，中医科正式开诊，出乎院方和我意料的是，当地群众对我们传统医学很认可，1 周内就有每天 10 余人次的门诊量，后期最多每天为 40 余人次治疗，忙得不可开交，有一些没拿到号的患者直接找到我请求治疗，中医诊室每天都是整个医院最晚闭诊的。

一位叫穆萨（化名）的 10 岁男孩来就诊，他一直羞涩地躲在母亲身后。他的母亲告诉我，穆萨在半年前患上了面瘫，服用许多药物一直没见好转，以前穆萨活泼开朗，但自从患上这个病变得自卑、脾气暴躁，她从邻居那里得知针灸可以治疗面瘫，所以才抱着试试看的心态带着穆萨前来就诊。我仔细对小穆萨进行查体，他的口角向右侧歪斜，左侧眼睑不能闭合，造成结膜炎形成结膜充血，属于后遗症阶段，可能需要较长时间才能有明显疗效。治疗的第四天妈妈兴冲冲地带穆萨走进诊室，让穆萨站在我面前，她指着穆萨的左眼让我看，小穆萨微笑着缓缓地闭上了双眼，我第一次看到了穆萨的微笑。经过 21 天的治疗，穆萨面瘫症状完全消失，青涩的脸庞上又绽放出天真的微笑。患者之间口口相传成就了中医科的口碑，院方主动为中医诊室制作牌匾，用法语和阿拉伯语分别写着"中国传统医学"并配上了一面醒目的五星红旗！

2019 年初的一天，我突然接到大使馆来电，得知毛里塔尼亚外交部一位官员 4 天后准备出访南非，但腰椎间盘突出症旧病复发，腰痛症状明显伴右侧大腿外侧麻木，连下床活动都很吃力。当地医生表示除非手术治疗，否则症状无法缓解，但此时选择手术无疑会耽误出访行程，影响巨大。他之前对针灸的疗效有所耳闻，所以立即通过我国使馆联系到医疗队，寻求进行针灸治疗。为能保证他 4 天后正常出访，我决定先解决疼痛症状，采用针刺、火罐、理疗相结合的方法进行治疗，治疗的第 3 天他就可以下地活动，第 4 天症状明显好转，顺利出访南非。回到毛里塔尼亚又进行了 10 天的治疗后，症状完全消失。他感叹针灸的神奇，对使馆和我本人表达了由衷的感谢，同时表示："中国医疗队是中毛友谊的见证，更是毛里塔尼亚在医疗领域与他国合作的典范。"

2020 年 8 月，穆斯塔法（化名）院长代表友谊医院向毛里塔尼亚卫生部、我国驻毛里塔尼亚大使馆发出感谢信。信中说："越来越多的毛里塔尼亚民众开始了解和认可中医，我们非常感谢李医生。我们正准备将中医科扩大规模，成立毛里塔尼亚第一个'中医诊疗中心'。希望与中国能够开展更多医疗合作，造福当地人民。"

3 年的时间，中医在毛里塔尼亚的土地上扎了根，更多的当地人了解中医、了解中国。

走向地中海

——记中国援外医疗专家陈家伟

江苏省卫生健康委员会对外合作处

从江苏省人民医院内分泌科到碧波环抱的地中海岛国的异乡医院，曾是一个怎样遥远而亲近的历程。陈家伟教授打开回忆的闸门，回想起那波浪拍岸、蓝天碧海的难忘岁月。

中国教授的"分量"

马耳他曾是英国的殖民地，拥有 1 000 张床位的圣洛克斯医院，采取传统而严格的英国管理方式，素以用人严格闻名于欧洲。对聘用来的专家教授，例行"会考"制度，以测试外聘专家的水平。

1984 年，陈家伟就经历了这样一场考验。

"会考"开始。这是一个罕见的持续发热、脏器功能衰竭的病例，陈家伟在中国还没有遇到过这样的病例。陈家伟仔细审看病历资料和病情录像后，凭阅历和直觉，断定这是一位后天性获得性免疫缺陷综合征（艾滋病）患者。从病史到病因，从体征到诊断，从治疗到预后，他对着主考官们分析病情，阐述治疗理念。

掌声响起来，大厅里洋溢着祝福和致意。

戴维森（化名）院长将一份由总统签发的行医执照发给了陈家伟。从此，陈家伟成为第一位受聘于马耳他的中国医学专家。

圣洛克斯医院一直没有内分泌科，陈家伟来后，开设了内分泌科。以往，马耳他的内分泌患者都是乘飞机经法国转往英国治疗。当圣洛克斯医院内分泌科的牌子挂出去后，第一天门诊，只来了 3 名患者。中国毕竟离马耳他太遥远，太陌生，中国医生的医术更是个谜。

一天，一名叫伊丽莎白（化名）的女教师来就诊，这是一位催乳素瘤的患者，患者垂体激素代谢紊乱，引起不孕症。"我结婚10年了，多想要个孩子啊！"伊丽莎白恳切地说。陈家伟理解她的心情，为她设计了控制激素水平的治疗方案。经过半年的服药，伊丽莎白怀孕了。她让陈家伟用听筒贴在她高隆的腹部，听听胎心音，她合起双掌，很虔诚地说："请仔细听！"陈家伟感受到母爱的温馨，有好一会儿，眼睛是湿漉漉的。

孩子降生了，母子平安。夫妻俩为表感激之情，给儿子起了个中西合璧的名字——郎念陈（化名），被人们传为佳话。马耳他人开始知晓圣洛克斯医院里的内分泌科。

内分泌疾病患者接踵而来，一批肢端肥大症、甲状腺功能亢进、尿崩症、库欣综合征、嗜铬细胞瘤患者，在这里得到妥善治疗，连经常飞往英国治疗的患者也回来了，圣洛克斯医院名声大振。

"M3"之歌

"M3"——内科三病区，是陈家伟分管的病区。这是个急救病区，危重患者多，任务重，周转快。陈家伟刚到"M3"不久，一天晚上，急救室收治一位发热40℃持续不退、腹痛呕吐的患者。为患者检查时，发现患者肝脏质地硬且有触痛，他判断这是一位晚期肝癌的患者，几位主治医生半信半疑。经过肝脏穿刺检查，证实了陈家伟的诊断，大家对他十分佩服。陈家伟对主治医生们说："这没什么，只是我多下了点儿功夫罢了。"有人问："下什么功夫呢？"他说："多下了点儿'中国功夫'。"

印度籍主治医生夏尔玛（化名）是一位临床经验丰富的心脏病专家。平时，夏尔玛为陈家伟处理大量的日常工作，如安排查房、组织会诊、选择专题讲座，甚至接电话、准备参考资料等。每当抢救危重患者时，夏尔玛总是不声不响地出现在陈家伟的身旁。夏尔玛在心脏病方面研究很多，但是遇上危重的心肌梗死、心律失常患者，他提出治疗方案后，都会请陈家伟过目。陈家伟说："你是心脏病专家，我应该向你学习。"夏尔玛说："不，主任，你一定要过目，这是'M3'的规定。"

一位中国医生以自己的智慧和良知为马耳他人民付出了心血，与这里的人民结下了深厚的友情。这是陈家伟教授一生都难以忘怀的记忆。

圭亚那外科史上多个"第一次"由我们创造

段云飞（常州市第一人民医院）

第 17 批援圭亚那中国医疗队队长

圭亚那地处南美洲北部，我国自 1993 年起向圭亚那派遣援外医疗队。在外 1 年，我们以医疗为桥，用文化传声，恪守中国医疗队精神，为中圭友谊写下生动而美丽的篇章。全队累计诊治患者近 15 000 人次，开展手术 2 500 多例，为当地带去了 44 项新技术、新项目，多项成果载入当地医学史册。

12 项突破性技术，创下了当地多项"第一"

圭亚那全国人口近 80 万，只有数百名医生。我所援助的乔治敦公立医院位于首都，是该国最大的公立医院。

记得 2021 年 11 月 25 日上午 8 点半，正在查房的我收到了当地医生的会诊求助。这名申请会诊的患者两年前因查出卵巢癌做了根治手术，半个月前的一次随访，医生发现肿瘤指标升高比较明显，腹部 CT 还提示肝脏新发占位，当地医生决定行肿瘤活检手术。

我迅速联系了队友——医学影像科主任医师张永成进行研判。肝脏的血管、胆管分支众多，手术对于医生的要求较高，需要及时果断处理术中可能的大出血、气体栓塞、胆瘘等意外情况。而圭亚那当地血液紧缺，乔治敦公立医院从没开展过肝癌根治手术。我当机立断决定行根治性切除手术，麻醉科主任医师卜晓萱迅速赶到，协助术中麻醉。我站上主刀的位置，分离胆囊动脉、解剖胆囊管、切开肝脏、结扎管腔……手术一气呵成，现场当地医生纷纷拿起手机拍摄，记录下这例肝癌根治手术。

肝门阻断 24 分钟，出血不超过 50 毫升，在团队的共同努力下，手术顺利完成。"简直不可思议，中国医生太棒了！"一旁观看手术的医生纷纷赞叹，还要求一起合影留念。

这例肝癌根治手术，填补了乔治敦公立医院的技术空白，我和队友们深受鼓舞，不断开拓进取。此后，我开展了圭亚那首例肝门部胆管癌根治术、右半肝切除术、腹腔镜肝切除术等 12 项突破性技术，大幅提升了圭亚那当地的外科诊疗水平。

"纱布＋铁棍"，迎难而上"拿下"超大肿瘤

在这里，外科医生"标配"的超声刀、能量平台没有，总体来看，当地医疗存在技术水平比较落后、先进医疗设备匮乏、医疗资源分布不均衡的情况，但转念一想，这正是我们来援助的原因。

2021 年 12 月，一名当地的年轻女性慕名来到乔治敦公立医院找我，她患肝脏囊性肿瘤多年，瘤体最大直径达到了惊人的 22.7 厘米，如一个排球大小。即使在中国，这样的手术也充满挑战，要想在缺医少药的圭亚那开展，难度可想而知！

12 月 14 日中午，我从手术室仓库找来了两根铁棍和长纱布，准备自制肝叶牵开器。这个举动让大家目瞪口呆。按上"自制"的牵开器后，果然空间大增！靠着"小米加步枪"的钳子和剪刀，我仔细分离、步步为营。没有中心静脉压的监测，只能关照麻醉医生严格控制液体的输入。切开、结扎、缝合、肝门阻断、解剖肝门的各个重要管道……经过 3 个半小时的奋战，终于完整切除中肝超大囊腺瘤，手术取得成功，再次创造了圭亚那的"第一次"。

"感谢中国医疗队，没有你们，谁敢相信圭亚那能开展如此高难度手术。"圭亚那卫生部部长激动地说。为了让更多当地医生也能完成高难度手术，造福患者，在中国驻圭亚那大使馆、江苏省卫生健康委员会、我所在的常州市第一人民医院的大力支持下，我队顺利完成第一期中国 - 圭亚那住院医师培训，从门诊到急诊，从手术方案制订到实际开展，从切口设计到术后缝合，队员们不厌其烦，手把手地指导当地学员。2022 年 9 月 9 日，圭亚那卫生部特地选择在中秋节举行结业仪式，由大使和卫生部部长共同为学员颁发结业证书，为我们的工作画上圆满句号。

大爱无疆，用真诚撒播友谊的种子

"段医生，我有艾滋病，你是否愿意给我做手术？"2021 年 11 月底，一

名肝肿瘤患者心情忐忑地问。

在国内，艾滋病患者通常会在传染病医院完成手术。但是，圭亚那并没有相关专科医院。经过细致检查，该患者适合手术。于是，我征求麻醉科主任卜晓萱的意见。"你敢开，我就敢麻。"果然巾帼不让须眉！

2021年12月3日，我穿上一次性防护服，戴好双层手套和眼罩后站上了手术台。在卜晓萱的配合下，我娴熟地游离肝周韧带，解剖血管和胆管，切除肿瘤，顺利完成手术。

这1年来，我们深入雨林、社区、企业等共计7次，服务上千名华侨和当地居民，受到圭亚那政府、我国驻圭亚那大使馆的高度赞誉，受到圭亚那国家领导人多次会见。不少前来问诊求药的华侨华人说，医疗队不仅带来了医疗服务和常用药品，也带来了万里之外祖国母亲的关怀，让他们倍受感动。

2022年是中圭建交50周年，在距离圭亚那总理府不足1 000米远的地方，中国园林风格的"中圭友谊亭"拔地而起。令我感到自豪和荣耀的是，上面的对联"孜孜不息五秩谋发展，美美相依千秋结金兰"就来自我的创作。不久前，从第18批援圭亚那中国医疗队得到消息，由我队倡议的医疗互助基金已在中国驻圭大使馆和中国企业的鼎力支持下成立，这必将造福更多当地患者，中国援外的金字招牌也将越擦越亮。

妙手仁心，圆她的母亲梦

曹　伟（江苏省徐州市第一人民医院）

第 28 批援桑给巴尔中国医疗队副队长

2019 年 5 月，在坦桑尼亚奔巴岛上，一声响亮的啼哭打破了阿卜杜拉姆齐医院夜晚的宁静，第 28 批援桑给巴尔医疗队妇产科郑小莉医生悬了 70 多天的心终于放下了……

那还是两个多月前的一个傍晚，一名孕妇心事重重地来到中国医疗队所在的阿卜杜拉姆齐医院就诊。此时已下班的郑小莉医生接到了助手打来的电话，需要她帮忙检查一位"大腹便便"的患者。郑医生放下碗筷立即来到诊室。患者是一名孕妇，37 岁，婚后多年未孕，这次是她第一次受孕，因为小生命来之不易，所以孕妇特别紧张焦虑，她不停地用祈盼的眼神望着前来检查的中国医生，她多么希望这个小生命能平安降生。

郑小莉医生发现这位准妈妈的腹部异常隆起，明显大于实际孕周，当超声探头扫过她的腹部，显示屏中呈现的图像让郑医生倒吸了一口凉气：患者妊娠 28 周，子宫壁上却有大大小小数十枚肌瘤，最大一枚位于宫底，直径竟有大约 25 厘米，这也是患者多年未孕的原因，这一次幸运女神眷顾了她，她怀孕了，郑医生在为她高兴的同时，更多的是担心。随着孕龄的增加，子宫不断增大，患者会出现呼吸困难、无法平卧，一旦肌瘤内部出血，患者出现急腹症，甚至需要急诊手术，所以孕妇极有可能坚持不到足月生产。如此多且巨大的子宫肌瘤会严重影响胎儿营养吸收，可能会导致胎儿发育不良，生长受限，体重过小；同时由于肌瘤占据了大部分的子宫内空间，胎儿无法旋转至正常胎位，会出现臀位，甚至横位、斜位，生产时必会出现大量甚至凶猛的出血……这一个个问题就像一个个隐藏的"地雷"，为了确保胎儿的正常发育，圆孕妇做母亲的梦想，必须逐一"排雷"。

郑医生交代患者每两周来医院检查一次，注意休息，多吃牛肉等优质蛋白，多注意胎动，如有特殊情况，不要耽搁，立即到医院就诊，并把自己的联系电话留给了患者，同时每隔几天，郑医生都要打电话过去询问患者的情况，叮嘱患者多休息。

在郑医生的悉心照顾下，孕妇平稳度过了第 30 周、第 31 周……在孕 37 周的一天，孕妇出现平卧位时胸闷，睡眠质量下降，郑医生立即警惕起来，在电话里让患者即刻到医院检查。果然超声提示胎儿体位呈横位，而且近 1 周来胎儿的体重没有明显增长。经过多方面评估郑医生当机立断：立刻行剖宫产手术！

"排雷"的最后一场"战役"就要打响了，郑医生术前做了充分的准备：备好全血、制订好麻醉方案、安排当地医院妇产科技术最熟练的助手上台……

即使如此，手术过程也异常凶险，大大小小的子宫肌瘤挡住了常规剖宫产的子宫切口位置，只能尽可能避开它，但术中出血依然像泉水一样涌出，郑医生胆大心细，以最快的速度切开子宫，打开羊膜囊，羊水混合着出血，模糊了术野，也浸湿了郑医生的手术衣，但郑医生没有丝毫慌乱，因为她一定要帮助产妇完成做母亲的心愿，这可能是她最后的机会了！终于，一声婴啼响彻手术室，一个漂亮的女宝宝出生了。术后检查切下来的子宫重量竟然是胎儿体重的 3 倍！

产妇怀抱着几乎用生命换来的婴儿时热泪盈眶，是中国医生圆了她做母亲的梦，给了她和女儿第二次生命。郑医生是宝宝的中国妈妈！

从第一批踏出国门的援外医疗队开始，中国医生便做了这大爱无疆的播种者，哪怕辛苦奔劳，哪怕付出生命，一代代的援外医生用信念、用执着、用专业让生命的旅途开满鲜花。

父子前赴后继，把生命和青春献给援外医疗事业

浙江省卫生健康委员会

2002 年 10 月，中非人口与卫生部部长访问中国时，提出来要到杭州看望历届援中非医疗队队员，还特别要求与程军医生全家见面。部长向程纪中队员的遗孀、程军医生的母亲献上了一束艳丽的鲜花，以表达对他们全家为中非人民所作的巨大贡献的感激之情。

程纪中、程军父子的故事，在中非广为流传。

1984 年 7 月，杭州市第二人民医院的优秀驾驶员程纪中参加援外医疗队，成为第 4 批援中非中国医疗队队员。医疗队工作所在的洛巴耶省，社会经济十分落后，物资匮乏，医疗队的日用品、食品等需要定期到 100 多千米外的首都班吉去采购。工作条件更是简陋，医疗用电靠发电机支持，用水要到 20 千米外的采水点用汽车运输。

程纪中同志是医疗队的司机，兼职负责后勤工作，他不仅每天开车接送医生们去离驻地 10 千米的医院上下班，到 20 千米外的一个水井拉水，负责队里伙食采购，还要维修保养医院的发电机，保障医疗队用电。

在中非开车很辛苦，路面差，道路泥泞，高低不平，车轮打滑，驾驶汽车非常吃力，但程纪中总是全神贯注，谨慎行驶，从来没出过差错。他还经常利用休息时间和节假日维修车辆和机电设备。平时他待人热情，助人为乐，把中非人当作兄弟，常常帮助医院的当地司机修理救护车，因此中非朋友都把他当知己。

1985 年 3 月 20 日，下午 2 点多了，程纪中还没有吃午饭。刚准备回驻地，听说医院电路坏了，检验室急等通电化验，他二话没说，又投入电线检修工作中。当程纪中发现天花板上的电线被老鼠咬断了，就不顾个人安危，毅然爬上去修理。正在紧张工作时，天花板突然碎裂，程纪中从高处跌下，由于头

部着地，不治身亡，以身殉职。

程纪中牺牲时，儿子程军只有 17 岁。

程军很快就从刻骨铭心的丧父之痛中走了出来，并决心学习医学。1990年，程军从医学院毕业分配到父亲工作过的杭州市第二人民医院工作，成为一名脑外科医生。

2000 年 8 月，在母亲和家人的鼓励和支持下，程军决心继承父亲的遗志，追寻父亲的足迹，毅然参加援外医疗队，成为第 9 批援中非中国医疗队队员。

有人对程军说，在医疗队这样的条件下，一个外科医生只有做不完的疝气和鞘膜积液，做这样的小手术难以展示中国医生的技术。但程军不这么认为，他说来中非就是为了解除当地群众的病痛，只要有时间，大小手术都要做，患者到了这里，程军都是来者不拒，常常一天做好几台手术。

在姆拜基医院，两年时间，程军累计行腹腔巨大肿瘤切除术、乳腺癌清扫术、甲状腺手术、多种严重骨折的复位和治疗等各种手术 200 余例。程军对患者态度好、技术高，中非医生和患者一谈到他，都纷纷竖起大拇指，称赞这是位中国好医生。

程纪中、程军父子前赴后继参加援外医疗工作的事迹，成了以后各批医疗队队员学习的榜样。每期队员到达中非后，都要安排时间去程纪中的墓地扫墓。当地群众总会自发地来看望安葬在这里的中国医疗队队员，一起悼念这位为中非人民光荣殉职的朋友。

2002 年 6 月 1 日，程军在结束援外任务回国前夕，再一次来到父亲的墓地敬献花圈，祭奠亡父。在父亲的墓前，程军含泪说："爸爸，你安息吧！"一同前来的中非人口与卫生部部长在墓前悼念时说："今天我们来到这里，纪念 17 年前在这里去世的程纪中先生，我要感谢中国政府和中国人民为中非所作的援助和贡献，程纪中先生为中非人民牺牲了，他的家人继续为中非的医疗事业和中非人民的健康作奉献，为此我对他们一家表示钦佩和感谢！"

为了中非友谊，为了中非人民的健康，程纪中、程军父子前赴后继来到中非的感人事迹，深深地感动了中国和中非两国人民的心，他们的事迹不仅体现了中国医疗队队员的真诚和友谊，也体现了中国人民无私援助非洲人民的博大胸怀。

针灸铜人传友谊

王　焱（宁德市中医院）
第 19 批援塞内加尔中国医疗队队员

　　2023 年，中国向非洲塞内加尔捐赠大量药械。这批药械中除了很多中国制造的口服药、针剂，还有很多中国制造的医疗器械，如心电监测仪、针灸铜人，以及外科、骨科、眼科、耳鼻喉科手术器械。这些药械有力地支援非洲塞内加尔的医疗事业建设，造福当地百姓，是构建中非命运共同体的重要部分。作为迪亚姆尼亚久儿童医院的针灸师，我选了一个针灸铜人送给我所在的康复科。

　　当同事们看到这个模型时，都好奇地围着我，问我："这是什么？"我指着模型说，这是来自中国的礼物，它叫针灸铜人，是中医针灸的"老师"，快一千岁了。同事们向这个针灸铜人投来好奇的目光，眼中满是疑问：为什么中国人一千年前就能制造这么完美的模型？

　　看到铜人身上的经络和腧穴，同事们马上被这铜人身上的中文标注点和红色曲线吸引。他们指着这些点点线线，问这是什么，我微笑地指着这些体表的经络穴位，说这是中医的经络穴位在体表的标志，是中医所讲的气血运行和汇聚的地方。我指着最常用的合谷穴，向他们解释道：你们看，这个穴位叫"合谷"，是中医"大肠经"的一个穴位，虽然它在手上，却可以治疗患者头面上的毛病，如头痛、牙痛。中医认为属于大肠经生病的表现，通过合谷穴都可以治疗。

　　同事们看着铜人身上标注的中文，觉得穴位太难认，虽然很想学习，但是他们学习的是法语，从来没学过中文，问我有没有法语版的。这个问题可把我难住了，目前国内还没有生产用法语标注的铜人。不过，我告诉他们虽然现在暂时找不到法语版的铜人，但我会和中国的朋友说这件事，以后应该会制造法语版的针灸铜人。欢迎他们学习中国文字和中医，也欢迎他们到中国来参观学习。

　　针灸铜人既是教学模型，也是非洲朋友的病位指示模型。有个塞内加尔的朋友吉特（化名），是个中年大叔，可是他不认识字，只会说当地的语言——沃洛夫语。我问他病情时，他说了一通，听得我是一头雾水。他急得头上冒汗，嘴里不停地说当地话。他一直用一只手扶着腰，我看到了桌上的针灸铜人，就把它拿过来，指着铜人的腰说："这里痛？""没错！"经过认真体检，我初步诊断患者是腰扭伤，我用细小的针灸针在他手上的腰痛点一边针刺，一边嘱咐他扭扭腰。不到两分钟他的腰痛减轻了一大半。吉特在诊室里大声叫："太好了！"同事们听到吉特的赞叹声也围过来，我拿起铜人指着铜人手上的腰痛点说："我只是针灸了这个穴位，他的腰痛就好转了。""针灸这么神奇，可以教教我们吗？"同事们指着针灸铜人对我说。"好吧，以后有时间我可以给大家讲讲针灸铜人身上的穴位以及怎么通过这些穴位进行针灸治疗。这些都是中国的经验，大家可以一起分享。"

　　"这是内关穴，是中医心包经络的一个穴位。它在小臂内侧正中央，距离腕横纹大约3个手指宽度的位置。你可以用它来治疗你的心脏问题……"我一边指着铜人身上的内关穴，一边向身边的非洲同事讲述。"中医认为心包经就像房子的围墙，里面住着心脏。一方面，心包对心脏起到保护作用；另一方面，心包对心脏也有营养作用。如果你的心脏感觉有问题，可以考虑是心包经生病了，你可以通过针刺或是按摩内关穴使心脏恢复正常。我们老祖宗在几千年前就是这样治病的。如果你心脏有问题，你可以经常地按摩这个穴位，这样可以使你的心脏越来越健康。"非洲朋友一边非常认真地听我的讲述，一边认真对着针灸铜人的穴位，比对自己身上的穴位按摩，酸酸麻麻的感觉真是好。一堂在非洲的中医针灸带教课就这样开始了。

向光而行

张丽风（南昌大学附属眼科医院）

陈　琪（江西省卫生健康委员会）

杨　莹（《江西日报》记者）

在远离祖国 8 000 多千米的中非大地，一队"光明使者"给当地白内障患者带来光明。当地时间 2023 年 5 月 21 日，江西省卫生健康委员会组织的第 3 批援乍得"光明行"中国医疗队在位于乍得首都恩贾梅纳的中乍友谊医院开诊。来自南昌大学附属眼科医院白内障科的俞方良主任和他的队员们，夜以继日、不畏艰苦，以精湛的医疗技术和高尚的医德医风，让中乍友谊之花开得更加绚烂。

一滴眼泪

历时 30 多个小时旅途辛劳，"光明行"医疗队抵达恩贾梅纳。顾不上休息调整，俞方良抓紧时间带领队员们前往中乍友谊医院。

这所医院是乍得 4 所国家级医院之一。当地白内障发病率高，然而该院目前只有 1 名眼科医生。很多患者因为得不到有效治疗，导致病情加重，对经济条件差的家庭而言，如果生病了就只能听天由命。

"来之前，大家做好了充分的思想准备和物资准备，但这里医疗条件的落后和患者数量之多还是超出我们意料。" 5 月 24 日，通过线上视频，我们与俞方良取得联系，回忆起初次来到医院的一幕幕场景，他红着眼圈感慨道："很多民众得知中国医生要来的消息，提前从很远的地方赶过来，把我们当成唯一的希望。我们必须尽快准备好，尽早开展手术。"

看着医院大厅、走廊上席地而坐等待手术的患者，俞方良忍不住流下眼泪，也更加坚定了要尽己所能、帮助更多人重见光明的想法。

一声谢谢

21 日 45 台、22 日 65 台、23 日 75 台……每天天刚亮，俞方良就和队员们出发去医院，他总是对大家说："需要我们的人很多，每天尽量多做一点儿。"

为争取更多时间，队员们常常忙得喝口水都要挤时间，实在累了就躺在手术室旁边的纸箱上休息几分钟后，又匆忙赶回手术室。

乍得紫外线照射强，民众护眼意识薄弱，大部分患者因不能及时就医，导致需要剥离的晶状体很硬，手术难度较大，需要耗费更多精力和时间。"眼科医生最期待的，就是在治疗后为患者揭开纱布的那一刻。"俞方良说，"有一次，一名患者在看见光的那一瞬间，激动地跪在地上感谢我们。看到患者露出满意的笑容，所有的辛苦都烟消云散了。"

在中乍友谊医院，俞方良等医生的耐心诊治换来了患者的一声声感谢，随处都能听见"谢谢医生，谢谢中国"的法语，并看到患者竖起大拇指表达对中国医生的肯定与称赞。这是对医道无界的中国医生最高的褒扬，也是对亲如一家的中非友谊最好的诠释。

一个约定

授人以鱼，不如授人以渔。"光明行"医疗队的医生们还为中乍友谊医院的眼科医生开展了带教工作。中乍友谊医院眼科主任特当·柯西观摩手术后竖起大拇指说："很敬佩你们，从中国来到这里帮助我们开展手术。你们精湛的技术令人佩服，速度快，患者体验好，非常漂亮！"

"按照计划，南昌大学附属眼科医院每年都会派出医生到中乍友谊医院眼科中心坐诊，同时为当地医护人员提供培训。此外，乍得医生也将有机会到中国访问学习，这算是我们和乍得人民的一个约定吧！"俞方良笑着说。

2023年是江西援非医疗队派遣50周年，江西省共向乍得派出18批医疗队和3批"光明行"医疗队，为中乍医疗合作打下坚实的基础，赢得乍得政府和人民的高度赞誉，为我国整体外交作出积极贡献。

山川异域，风月同天。队员们用实际行动诠释了"不畏艰苦、甘于奉献、救死扶伤、大爱无疆"的中国医疗队精神，随着一批又一批"光明使者"前赴后继，关于中乍友谊的温暖故事还将继续。

（来源：2023年5月24日，《江西日报》，已获得授权使用）

赤子之爱献祖国

孙占国（济宁医学院附属医院）
第 16 批援塞舌尔中国医疗队队员

2016 年 9 月，我作为中国第 16 批援塞舌尔中国医疗队队员，带着祖国和人民的嘱托，赴塞执行为期两年的援外任务。两年间，面对陌生和充满挑战的环境，我克服重重困难，孜孜以求，在塞舌尔开展一系列开创性工作，得到受援国政府和人民的赞誉。

我在塞舌尔上班第一天，就遇到一位正在接受磁共振检查的患者，在场的几位医生都认为是脑梗死，看完图像后我判断这不是单纯脑梗死，很可能是颅内静脉窦血栓合并的静脉性脑梗死；随后我为患者做了头颅 CT，证实了诊断。两年间，我在塞舌尔书写影像报告 43 000 余份，先后 7 次作出当地首例影像诊断，专业水平得到了同行的一致认可，是当地公认的优秀影像医生。

2016 年 12 月，为了在培训教学领域为当地医生创造一个更好的学习条件，我建立了塞舌尔第一个用于基础培训的影像数据库。2017 年 3 月，在数据库的基础上，我结合文献资料和个人经验开始着手编写培训教材。在他国编写一本非母语的医学著作非易事，除了克服语言障碍外，图片制作、文字撰写、版面设计等都要符合国际通用文献格式，每一个细节都需要大量时间才能完成。

2018 年 5 月底，我经过 14 个月的努力，终于完成了塞舌尔第一部全英文医学影像学专著《塞舌尔放射病例——影像解析及诊断要点》的编写工作，这本书顺利通过了塞舌尔卫生部严格的审查评议。2018 年 7 月，塞舌尔卫生部为该书举办了盛大的捐赠仪式，中国驻塞舌尔大使、塞舌尔卫生部部长等多名中外人士出席了仪式。这本书还被列入塞舌尔卫生部住院医师培训影像学指导用书，填补了受援国在该领域的历史空白，塞舌尔医院放射科主任表示，书内所涵盖的内容均依据塞舌尔的实际需求所设，是中国医疗队为塞舌尔医院留下的一笔宝贵财富。

2017年，塞舌尔出现输入性鼠疫病例，一时间人心惶惶，中国医疗队全程参与相关防治工作，我完成了近三分之二的隔离患者的影像报告，为疫情的及时控制作出贡献。

作为一名医生，更是一名共产党员，我在援外期间工作积极主动、勇于探索创新，树立了技术过硬、勇于担当、勤恳奉献、争创一流的新时代中国援外医生形象，得到受援国政府和人民的充分肯定。

踏实工作，授人以渔

丁国建（滨州医学院附属医院）

第 26 批援坦桑尼亚中国医疗队队员

作为第 26 批援坦桑尼亚中国医疗队队员，我于 2022 年 1 月 5 日派出，在坦桑尼亚达累斯萨拉姆市穆希比利国家医院执行援外医疗任务。

坦桑尼亚小儿外科疾病谱广泛，医生匮乏，常常见到罕见的严重出生缺陷及畸形，肿瘤患者多数就诊较晚，手术时肿瘤常常占满整个腹腔，手术难度之大超乎想象。同时医院医疗设备陈旧缺乏，特别是腹腔镜器械，当地医生迫切想开展小儿腹腔镜手术，却因器械受限，有些工作难以实施。当我展示滨州医学院附属医院配备的腹腔镜器械并捐赠给小儿外科手术室时，当地小儿外科主任在说表达谢意的斯瓦希里语的同时，亲切地拥抱了我，真诚地告诉我，从此以后，他们可以不用去其他科室借这些器械了。当得知我可以帮助他们开展腹腔镜手术时，高兴之情更是溢于言表。应当地医院医生要求，我决定从基础的手术操作入手，逐步带动当地医生开展腹腔镜手术。于是选择发病率较高、操作相对简单的小儿腹股沟斜疝为切入点开始腹腔镜手术示教和培训，也成了中国医生和坦桑尼亚医生沟通的切入点。经过带动，当地医生由陌生到熟悉，由需要带教到自主开展，已逐步掌握了这项操作。随着时间的推移，我和当地医生的合作也更加默契，相继开展了腹腔镜高位隐睾下降固定、腹腔镜幽门环肌切开、腹腔镜巨结肠根治、腹腔镜肛门闭锁等手术。

工作中的挑战时常出现，一例 11 个月的男婴腹股沟巨大疝的病例让我印象特别深刻，4 个月前做过腹腔镜手术，术后 1 个月复发，现在返院要求再次手术。术前我从当地医生吞吞吐吐的言辞中感受到些许的犹豫，一方面，医生建议患者做腹腔镜手术；另一方面，又怕我拒绝，难以启齿。当看到病历的时候我也闪过犹豫的念头，再次手术会不会复发，内环口的瘢痕组织会不会增加手术难度，复发疝是否存在腹壁发育薄弱等因素，复发的原因究竟是手术因素还是术后护理因素……这些问题不断地在脑海中闪过。经过请教国内专家，我答应了他们的要求，为患儿再次实施了手术，手术后回访，患儿恢复良好。

另外，一例阑尾炎的病例让我更感受到了来自当地医生的信任。患儿是当地小儿外科退休返聘教授的孙女，反复腹痛 3 年，加重 1 个月，查体右下腹压痛，血常规正常，没有其他辅助检查，没有影像资料，教授考虑慢性阑尾炎，但又纠结于开腹手术切口大，一直不忍心手术探查。当了解到中国医生可以做腹腔镜手术时，教授主动要求我为她孙女手术。这让我感受到了沉甸甸的信任。术中证实慢性阑尾炎，术后患儿腹痛缓解，教授对手术效果非常满意。

回首初到医院开展手术的时候，医疗环境不熟悉，治疗理念不同，手术器械不顺手，沟通困难重重，可是国内老师们的谆谆教导让我感受到，我不是一个人在援外，我背后有整个科室、整个医院，是这个大家庭与我在一起工作。所谓"授人以鱼，不如授人以渔"，正如周恩来总理当年访非时对医疗队提出的期望和承诺——我们要培训当地医务人员，给当地人民留下一支永远不走的医疗队。

除了在受援医院认真做好日常工作，我们还利用其他时间，面向坦桑尼亚普通民众开展义诊，免费送医送药，拉近了当地民众与中国的感情距离。2022年 11 月，我们参加了由驻坦桑尼亚使馆组织的鲁伏马省松盖阿市"卫生合作惠坦行"义诊活动，提供免费诊疗及体检服务，并向当地民众捐赠药品及防疫物资。3 天内共诊治各类患者 1 000 余人次，指导转诊至大区医院 300 余人次，彰显了中国医疗队大爱无疆、救死扶伤的医者形象，医疗队队员被当地患者亲切称呼为"mjumbe（意为上帝派来的使者）"。

"医"往无前，初心不变

——援基里巴斯有感

马秋华（滨州医学院附属医院）
第 1 批、第 2 批援基里巴斯中国医疗队队员

2022 年 5 月 27 日，我随中国医疗队抵达基里巴斯首都塔拉瓦。作为 2019 年中基复交以来的首批医疗队，此次援外任务重、责任大，在山东省卫生健康委员会、中国驻基里巴斯大使馆及滨州医学院附属医院的指导、关爱下，我用超越国界的仁爱之心、精湛的医疗技术，为构筑中国和基里巴斯坚固的友谊桥梁添砖加瓦。

万里援助无国界，深入开展医疗工作

医疗队所援助的基里巴斯汤格鲁中央医院，虽是本国最大的医院，拥有床位 117 张，但仍无法和国内医院相比。这里人员不足、设施落后、药品缺乏。

作为 2019 年中基复交以来的第 1 批医疗队，不仅要做好驻地建设及调研，更要为中国医疗队援外工作打开局面。在这里，既要克服语言困难（当地以基里巴斯语为主），也要迅速适应当地医院落后的基础设施。在我工作的第 3 天，ICU 有一名患者因积液位置较深，又邻近重要脏器，虽进行了胸部 X 线及超声检查，但当地医生没有信心为其进行穿刺手术，只能给予药物治疗、治疗效果不佳。在了解情况之后，我详细地为她查体，通过叩诊定位，在没有仪器的帮助下准确为其穿刺引流明确病因，使患者的病情得到快速好转。后来，我又接连救治了几名疑难急危重患者，所有的医护人员和患者都为我竖起了大拇指。

该国教育部一位官员的膝关节炎一直没有得到根治，需要坐着轮椅工作，我就利用中国膏药及膝关节腔穿刺为其进行膝关节治疗。这里还有一个有趣的小插曲，在基里巴斯没有中国这种贴膏药疗法，在起初的时候，官员收到膏药还不敢贴，在试用了两天后，兴奋地跑到内科诊室说，可以走着去教育部，不

用坐轮椅了。除了膝关节疼痛，他长期有手指关节晨僵及疼痛症状，由于当地风湿性指标检查受限，经过仔细询问病史，初步诊断为"类风湿性关节炎"，并托第 2 批医疗队队员带来了药物。过了一段时间，我在一次公众活动上见到这位官员，他无比激动地伸出 5 根手指灵动地晃动着："我的手指可以自由张开了！我还可以自由跳舞了！"

授人以鱼，不如授人以渔。在临床工作中，我发现当地内科医生及实习生的基本知识与技能普遍薄弱。在查房时针对他们薄弱的地方，重点讲解，手把手教学及传授内科常用穿刺操作技能，并在科内开展讲座传授医学知识，宣讲中国医学；为更好地培训实习生，无论门诊还是病房，着重培养他们处理问题的能力、培训他们如何形成良好的临床思维及教授他们如何在缺乏辅助检查的情况下利用临床基本功处理问题。

守望相助共命运，一往无前初心不改

受当地饮食习惯影响，基里巴斯糖尿病发病率颇高，且发病呈现年轻化特点，门诊上能见到 15 岁的糖尿病小姑娘、20 余岁已出现糖尿病心血管并发症的小伙子和 30 多岁已到糖尿病肾病终末期的青壮年。除此之外，糖尿病的慢性并发症如视网膜病变、下肢血管病变、脑血管并发症等比比皆是。为了让更多百姓了解糖尿病及意识到长期糖尿病带来的危害，我带着医学知识走进社区、走进高中课堂，开展糖尿病科普知识讲座，让糖尿病理念深入人心，让更多受到良好教育的高中生学习如何预防糖尿病，让他们把这种意识带给家人，慢慢改变当地人的不良习惯。

没有走不了的路，没有吃不完的苦。援外的脚步越走越远，中基人民的友谊越走越近；苦越吃越少，苦尽甘来，我们援外医疗队就是要用自己的苦来换大家的甜。虽然首批援外任务已结束，目前我已顺利留任开展第 2 批援基里巴斯医疗任务。在今后的日子里，我将继续用自己的医术为当地群众服务，为中基医学的交流浇筑坚实的基础，为中基人民的友谊写下自己生动的注解。

情洒北非，心系祖国

湖北省卫生健康委员会对外交流合作处

　　徐长珍同志是一名妇产科医生，毕业于白求恩医科大学（现吉林大学白求恩医学部），母校的光荣传统使她决心做一名白求恩式的医生，履行国际人道主义义务，用所学技术和手中的手术刀去为非洲人民服务，为祖国增光。

　　从 1993 年开始，她先后 4 次赴阿尔及利亚开展援外医疗工作，在受援国工作的时间里，克服重重困难，不忘祖国和人民的重托，坚持全心全意为当地人民服务，当好中阿友谊的民间大使，得到了阿尔及利亚人民的一致信任和好评，多次受到当地政府的表扬。

　　1993 年 11 月 24 日，医疗队到达了阿尔及利亚的首都阿尔及尔，当大家一踏上地中海南岸这块土地，就感到有一种紧张的气氛：机场里，到处是荷枪实弹的警察、宪兵，安检也特别严。这一突如其来的情况，是大家没有想到的。

　　医疗队援外地点是蒂格尼夫医院。医疗队驻地 24 小时有警察站岗，队员们在近乎被隔离的情况下开展工作。

　　阿尔及利亚多胎生育的情况较多，蒂格尼夫医院妇产科病患多，孕产妇死亡率高。

　　到达的第一天深夜，来了一位重度胎盘早剥、失血性休克的患者，患者面色苍白，血压不能测出，胎心不清，母子生命危在旦夕。在输血、输液的同时，徐医生打开患者腹腔，取出胎儿，剥除胎盘止血，而新生儿窒息，心跳微弱，没有呼吸，护士告诉她："产妇 10 年不孕，这是反复治疗后才有的第一个孩子，特别珍贵，一定要救活他。"不容多想，在吸痰器等急救物品不到位的情况下，徐医生毫不犹豫地伏下身，先口对口吸出新生儿口内的羊水和分泌物，再口对口做人工呼吸，新生儿皮肤渐渐红润了，开始有了呼吸，最后终于

第一章　厚德尚医　　035

"哇"的一声哭了出来。手术室一片欢腾，产妇术后也平安脱险。第一台手术赢得了阿尔及利亚方的信任，为了感谢中国医生，新生儿起名"西诺瓦"（译为"中国人"）。

在那些日日夜夜，徐医生和队友们与阿尔及利亚方医护人员并肩工作，结下了深厚的友谊。由于形势进一步恶化，中国医疗队奉命紧急撤离。

2000年3月，阿尔及利亚形势得到改善后，徐医生又接受了复派任务，来到阿尔及利亚马斯卡拉省医院。

2000年4月4日，妇产科来了一位特殊患者，其腹部高度膨隆，疼痛难忍，不能平卧。B超显示，患者腹部长满了大小不等的囊肿，还有一个6个月大的胎儿。因囊肿随时有破裂的危险，必须马上手术。可子宫增大，全部切除囊肿十分困难，最好的办法是先取出胎儿，缩小子宫再行手术。在家属强烈要求保胎的恳求下，徐医生决心在保胎的同时给患者做手术。经过3个多小时的努力，为患者切除17个囊肿，并成功地保住了胎儿。

2001年8月5日，一位产妇出现重度子宫破裂，胎死宫内，失血性休克、瞳孔已散大，阿方人员认为已无力回天，可徐医生不放弃，紧急剖腹探查，见子宫重度破裂，腹膜后巨大血肿，右输尿管裸露，在膀胱入口处不断有鲜血涌出，在麻醉师的配合下，迅速结扎止血，切除子宫，输血1 800毫升。患者血压回升了，抢救成功了。像这样的抢救，徐医生工作中不知经历了多少次。

在中国医疗队即将返回祖国前，当地人纷纷前来看望徐医生。

一位住在马斯卡拉的老妈妈，在儿子的陪同下来看望徐医生，她说自己患子宫脱垂40多年，是徐医生治好了她的病，使她能过上一个幸福的晚年；南迪亚（化名）和丈夫带着一对漂亮的龙凤胎来拜谢徐医生，她说半年前突发重度胎盘早剥，听不到胎心，自己也生命垂危，是徐医生紧急做手术，才挽救了他们母子3条命；还有共同工作过的阿尔及利亚医护人员，她们忘不了与徐医生结下的深厚友情。

看着一位位朝夕相处、亲如兄弟姐妹的阿尔及利亚朋友，徐医生更是依依不舍，她衷心希望非洲永远没有战乱和疾病的威胁，祝愿阿尔及利亚人民身体永远健康！中阿两国人民的友谊万古长青！

中国医生，Very good！

刘志刚（湖北省武汉市第三医院）

第 13 批援莱索托中国医疗队队员

2018 年 3 月，当得知医院需要派 1 名骨科医生到非洲进行医疗援助的时候，我第一时间就主动报名。

2018 年 10 月，我和全体援外队员到达莱索托。

我们所援助的医院是莱索托莫特邦公立医院。医院开放病床 130 张，仅有 10 名全科医生，我在这里主要负责骨科创伤（骨折）、疼痛等一些疾病的治疗，是全院唯一一名会做骨科手术的医生。

莫特邦公立医院的医疗条件差，医疗设备、器械短缺，基本上每一台手术，我都需要七拼八凑，有时候需要变身"铁匠"，把长螺钉打磨成小螺钉。但医院连剪断长螺钉的大力钳也没有，无奈之下，只能拿消毒的老虎钳替代。

在援助的过程中，我发现当地医生普遍不会使用医疗器械，一些简单的检查、治疗也要大费周折向上级医院申请，甚至连简单的 X 线检查都无法开展，这导致看病效率大大降低，严重延误了病情。针对这种状况，我和其他援外医疗队队员一起去其他医院学习当地医疗器械操作流程，经过交流，我们很快掌握了使用方法，制订了医疗器械和操作流程标准。利用业余时间，我们将医疗器械和操作流程标准传授给莱索托莫特邦公立医院的医护人员，医院能够自己开展一些检查、治疗，大大提高了医疗效率。

在莱索托的山区，医疗队先后开展了为期 2 个月的义诊活动，与此同时，我和医疗队队员们还开展了培训工作，帮助山区医护人员掌握医疗器械使用方法和操作技能。

小针刀疗法在国内已经非常普遍，这是中国独创的一种治疗方法，特点是刺入治疗部位深部，在病变处进行切割、松解，剥离有害的组织，以达到止痛祛病的目的，切口小，不缝合，不易引起感染。

在援助过程中，我发现有很多患者关节疼痛，长期大把吃止痛药物。我想使用小针刀疗法，在义诊时，我对医疗队队员使用针刀技术，展示给当地的群众看，从而打消他们的顾虑。经过半年时间的推广和实践，莱索托当地医护人员开始接受针刀治疗。很多患者多年的疼痛"突然不见了"，当地民众认为这太神奇了。

经过医疗队不断努力，针刀技术推广在莱索托取得了重大突破。2019年初，莱索托政府同意将针刀作为医疗免费项目推广给民众使用。医疗队举办了针刀治疗培训班，为莱索托医生、护士培训了针刀治疗相关知识，我利用针刀技术为莱索托患者做了2例颈椎神经松解术。这些手术都是莱索托不能完成的高难度手术，参加培训的医护人员看到手术操作过程后既惊讶又佩服。

经过不断地改进和实践，医疗队驻地建立了小针刀治疗中心，针刀技术得到了当地医生、患者及社会各界的认可和好评。

我印象最深刻的是一名12岁的男孩患者，右腿开放性骨折，需要手术。但是，莫特邦公立医院不是每天都能开展手术，需要排队。这个小孩等了一个多星期，好不容易排上了手术，临上手术之前，手术室停电了！第2次排队，轮到时手术室又突然停水。第3次排队后，手术室告知没有消好毒的手术服。我着急地找到手术室的护士，要求必须给这个孩子做手术，否则腿就保不住了。再三争取后，终于顺利地实施了手术，孩子的腿保住了。孩子出院的那天，他的父母走了好几千米路，给我送上了一小捧野花，对我说："中国医生，Very good（非常好）！"

援外医疗队的工作是短暂的，可是我们播下的种子是长久的。我们用实际行动践行了"不畏艰苦、甘于奉献、救死扶伤、大爱无疆"的中国医疗队精神。

援外 3 年，我在多米尼克架起友谊桥梁

吴德熙（中山大学附属第一医院）

第 2 批至第 4 批援多米尼克中国医疗队队员

自从 2019 年 6 月踏上这座加勒比海岛屿以来，由于工作突出，每逢归期我都被多米尼克卫生部和中多友谊医院真诚挽留，成了医疗队史上和广东省派出的援外中国医疗队队员中在外工作时间最长的一位。3 年多来，我收治了无数病患，高超的医术和高尚的医德在多米尼克有口皆碑。

"感谢中国医生给了我第二次生命"

在多米尼克，心肌梗死、心力衰竭、高血压、心肌病和严重心律失常等疾病较为常见。

2019 年 7 月 29 日下午，我接到中多友谊医院的急诊电话，多米尼加驻华大使回国公干，突感心前区不适，当地医生迫切希望得到中国医生的帮助。我赶到医院，立即查看了大使的病情，并分析了非典型的心电图改变，诊断大使患有急性心肌梗死，立即收入重症监护室（ICU），给予加强监护及冠心病标准化治疗。等到大使病情稳定后，我又陪同大使飞往中国广州进行冠状动脉介入治疗。大使感激地说："感谢中国医生给了我第二次生命。"

在多米尼克首创多项新技术，写下多个"第一"

援多 3 年，我积极与广东省卫生健康委员会联系，在他们的支持下，向当地捐赠了心血管专科急需的相关医疗设备和耗材，包括动态心电图监测仪、动态血压监测仪、临时起搏器等。借助新设备，我开展了多项"多米尼克首例"。实施了首例临时起搏器植入术。2021 年 5 月 7 日下午，我接到中多友谊医院的急诊电话，有一名 73 岁的当地女性患者心率只有 22 次 / 分，请求心内科医生紧急会诊。查看患者后，发现该患者 1 天前开始出现胸痛、头晕伴气

促，心电图提示为三度房室传导阻滞，初步诊断为急性心肌梗死。在医疗条件非常有限的情况下，我成功地进行了多米尼克历史上首例临时起搏器植入术，术后患者病情稳定。我还实施了多米尼克首例选择性电复律治疗。2022年5月13日，中多友谊医院内科病房一名63岁男性患者心电图提示为快速心室率的心房扑动，虽经药物治疗但仍无法恢复窦性心律。我经过全面评估、充分准备后，给予患者镇静，并一次性给予100 J同步电复律，使患者成功恢复为窦性心律，得以顺利出院。并且成功开展当地首例动态心电图监测和动态血压监测，提高了多米尼克心血管疾病的诊治水平，改善了当地人民的就医条件。

创立多米尼克历史上首个心血管专科，授人以渔

多米尼克心血管疾病多发，但一直没有心血管专科，在我与当地医务人员的精心筹备下，2021年5月21日，在中多友谊医院成立了多米尼克首个心血管内科。

"授人以鱼，不如授人以渔。"当地心血管医生的培养也是我的重点工作之一。心血管内科成立后，我重点培养当地医生，并被诸圣医科大学聘为心血管专科导师，负责了该校11名医学生临床见习的带教工作。在中多友谊医院，累计为30余名医务人员传授专科知识，帮助他们提升医疗诊治水平。

多米尼克抗击疫情的"最美逆行者"

2020年，新型冠状病毒感染疫情暴发之初，我将中山大学附属第一医院专门制作的英文版新型冠状病毒感染（COVID-19）防治方案和个人防护设备（PPE）培训视频赠送给多米尼克总理和卫生部部长，向他们积极推荐中国的抗疫经验与方案，代表中国医疗队提出的建立发热门诊和绿色通道、加大住院患者筛查力度等建议均被采纳。2020年和2021年秋，医疗队轮换之际也正是多米尼克疫情防控最为吃紧之时。在多方的挽留下，我两次延期留队工作，毅然成为了一名"最美逆行者"，每天坚持战斗在"最危险的地方"，成功抢救多例危重患者。

援多奋战3年多来，我在加勒比海岛国多米尼克架起友谊桥梁。

共建"一带一路"在马尔代夫深入人心

陈伟蓉（中山大学中山眼科中心）

章念生（《人民日报》记者）

走进马尔代夫胡鲁马累岛的胡鲁马累医院，一栋白色小楼格外醒目。大厅里，一块金色的牌匾上写着：阿布杜拉·阿布杜尔·哈基姆眼科中心，中华人民共和国政府慷慨援建，马尔代夫总统于 2020 年 1 月 13 日正式揭幕。

牌匾的对面立着一排易拉宝，上面是眼科中心中国医疗专家组成员的照片及简介。自成立以来，该中心在门诊等日常业务基础上，开展了白内障、玻璃体视网膜疾病、眼表疾病和外眼疾病等手术，为马尔代夫当地和周边国家患者提供了良好的医疗服务，并积极培训医护人员，助力提升当地医疗水平。

"我就是相信中国医生"

2020 年，在国家卫生健康委员会和广东省卫生健康委员会等领导和支持下，我带领中国医疗专家组来到马尔代夫，并带来全套眼科诊疗设备。2023年 2 月，我再次带队来到马尔代夫。经过 10 多天的紧张准备，中国 - 马尔代夫眼科中心援助与合作项目重新启动。

3 年前，我为一名患者做了一只眼睛的白内障手术。2023 年我再来时，这名患者又过来做另一只眼睛的手术。这 3 年间，这名患者就一直盼望着中国医生的到来。

在医院，我见到了这名已经 77 岁的高龄患者。说起中国医生的医术，他立刻竖起大拇指："这 3 年的等待很值得，我就是相信中国医生。你们医术精湛、态度和善，特别为患者着想。"

为马尔代夫眼科建设奠定了基础

中国医疗专家组在马尔代夫的 3 名医护人员，会在驻地工作 6 个月，除开展日常工作外，还会对当地医护人员进行医学理论和临床培训，之后还将邀请马方人员到中山大学中山眼科中心进修。我们的总愿景是打造一个"带不走"的眼科中心，将其发展为立足马尔代夫、辐射周边地区的区域性眼科诊疗中心，进一步增进两国人民之间的友谊和感情。

"每周培训课上，中国医生都会结合各种临床病例进行详细讲解。有一堂关于病理性与生理性飞蚊症区别的讲座，令我印象特别深。"当地护士妮胡拉（化名）分享着她的收获，并举了一个眼轴测量的案例。

有一次，当地护士为即将做白内障手术的患者做了术前超声检查后，将眼轴测量数据提交给中国医生陈婉。陈婉看到检测数值显示双眼眼轴偏短，便对患者进行复核。复核结果与之前的测量结果相差 1.4 毫米。"这 1.4 毫米的差别，将严重影响术后视力恢复效果。"陈婉解释说，误差的主要原因是检查者不当加压眼球。于是，她又手把手详细地指导护士如何进行正确测量、避免误差。

作为中马眼科中心项目的见证者，马尔代夫卫生部国务部部长表示，中国医生不仅带来先进设备，为当地民众治病提供便利，还帮助培训医护人员，提升本地医疗水平，"为马尔代夫眼科建设奠定了基础"。

"中马眼科中心援助与合作项目是中马两国共建'一带一路'重要民生工程，旨在促进中马传统友谊、互利合作和民心相通。"中国驻马尔代夫大使说。

"中马共建'一带一路'以来，已有不少合作项目在马尔代夫落地生根，产生了良好的经济社会效应。包括大桥、机场等基础设施互联互通，还为私营部门提供机会，促进了旅游业等发展。"马累市市长说。市长曾任马尔代夫住房和基建部部长，是中马友谊大桥等合作项目的亲历者："马尔代夫是最早响应共建'一带一路'倡议的国家之一。中马合作助力提升马尔代夫基础设施建设，夯实了国家经济发展的基础。"当前，中马经贸合作势头良好，旅游合作潜力巨大，双方正在多领域多层面加强互动。

共建"一带一路"在马尔代夫深入人心。

（来源：2023 年 6 月 11 日，《人民日报》，已获得授权使用）

新技术填补加纳医疗空白

刘　平（广州医科大学附属第三医院）

第 1 批援加纳中国医疗队队员

"Well Done（干得好）！"泌尿外科主任吉佩（化名）大声喊道。手术室响起了掌声和欢呼声，我也激动地举起了双手，第 1 批援加纳中国医疗队在克里布教学医院开展的第一例输尿管镜手术成功了。

为了这次手术的成功开展，我和队员们做了充分的准备。

在国内参加援加纳医疗队培训时，我就开始了思考：微创手术是泌尿外科发展的方向，我国的微创经皮肾镜取石术是在国际上有影响力的技术，如能在加纳开展此手术，既可反映中国医生的技术水平，又可推动加纳医疗技术的发展，造福当地人民。

2010 年 2 月，医疗队进驻加纳克里布教学医院。这所西非最大的医院，我发现还没有开展过输尿管镜手术。要知道，输尿管镜技术是现代泌尿外科的常规技术，我决心帮助医院改变这一落后局面，先开展此技术，继而开展微创经皮肾镜取石术，促进加纳泌尿外科的发展，更好地为当地患者服务。

吉佩在英国做了 13 年的泌尿外科医生，对中国泌尿外科的水平比较了解，他们对以上两项技术有极高的兴趣，希望我能帮助开展。

2010 年，医疗队开展输尿管镜手术和微创经皮肾镜取石术的计划得到卫生部、广东省卫生厅和广州医学院第三附属医院的大力支持和积极配合，1 套我国捐赠的输尿管镜、国产碎石设备及手术耗材，按预定时间运达加纳并捐赠给克里布教学医院。

2011 年 7 月 26 日，我将国产气压弹道碎石机和液压灌注泵安装调试好，向吉佩和其他医生介绍设备的功能。他找来几块石头，只听呼呼几声清脆的声音，石头就碎开了，"非常强大！"他赞叹道。当看到液压灌注泵可控流量，感应控制时，他说："这是一台好机器。"当我介绍输尿管镜时，他说他在英国行医时也没有见过设计这样好的输尿管镜。

第二天查房，一名主诉反复右腰疼痛 2 年多，加重伴发热 7 天而刚入院的 22 岁女性患者，被诊断为右侧输尿管中段结石合并尿路感染。这个患者有做输尿镜的手术指征，可以碎石取石。我跟吉佩讲了我的想法，他完全同意我的意见，为患者行输尿管镜碎石取石 + 双 J 管放置引流术。

7 月 28 日早上 10 时 30 分，手术开始了，全科室医生都在手术室观看，输尿管镜进入膀胱，找到患侧输尿管口，输尿管镜进入输尿管，一气呵成！输尿管出现了弯角，我知道结石就在弯角上面，看着输尿管黏膜慢慢上镜子，克服弯角的阻碍后，看到了结石，用弹道碎石机打碎结石，有大量脓液流出，结石上方输尿管明显扩张积有大量脓液。为了防止肾盂压力过高引起中毒性休克，我控制好液压泵，用注射器抽出 200 多毫升脓液。由于患者积脓多、感染重、视野差，术中考虑一期取石不适宜，先留置双 J 管引流，待感染控制后再二期取出结石。

吉佩同意我的意见，在导丝引导下放置好双 J 管，手术顺利结束。手术室响起了掌声和欢呼声。援加纳中国医疗队实现了在加纳开展输尿管镜技术的计划，加纳的第一台输尿管镜手术成功了。通过这台手术，展示了中国医疗队医生高超的手术技艺和丰富的临床经验，赢得了加纳同行的敬意。

术后第二天早上查房，患者病情非常稳定，没有出现寒战高热，血压平稳。体温基本正常，腰痛消失，尿的颜色已变清。患者激动地对我说："谢谢你，中国医生。""你很幸运，你是你们国家第一个进行输尿管镜手术的人。"患者听到我安慰的语言，流下了激动的眼泪。吉佩在科室兴奋地对大家讲："中国泌尿外科专家刘平医生完成了加纳第一台输尿管镜手术，我们所有人都要向他学习这项先进技术。"

8 月 1 日，患者恢复很快，精神很好，复查 X 线结石影明显变小，双 J 管放置位置很好。患者当天办理出院手续，1 个月后回院顺利取出结石。

中国医疗队在加纳成功开展输尿管镜技术，填补了加纳的医疗空白，促进了加纳医疗进步，增进了两国间的理解和信任。

巴巴多斯援外医疗工作日记

魏　珂（重庆医科大学附属第一医院）

第 4 批援巴巴多斯中国医疗队队长

2019 年 9 月 10 日，第 4 批援巴巴多斯中国医疗队顺利抵达位于北美洲加勒比海地区的巴巴多斯，开启了新一轮的援外医疗工作。医疗队服务的医院是巴巴多斯最大的公立医院——伊丽莎白女王医院（Queen Elizabeth Hospital，QEH）。我从作为医疗队队长的视角记录在 QEH 平凡一天的工作轨迹，以期反映真实的援外医疗生活。

06:00　习惯了早起，我醒来的第一件事就是打开手机。因为巴巴多斯和国内时间相差 12 小时，巴巴多斯的夜里正是国内的工作时间，所以每天一早都会收到来自国内的各类消息，需要在上班前有限时间内尽快处理完国内的工作。

06:30　早餐，并在每周一这个时间逐一询问国内研究生工作进展，及时答复学生们的问题。另外由于时差关系，这时也是我跟上小学一年级女儿最佳的通话时间。

07:00　驾车前往医院，每天这个时候都是巴巴多斯的交通高峰，从驻地到 QEH 8.2 千米的路程需要开车 40 分钟左右。

07:40　到达科室，开始准备当天的手术麻醉，例如今天需要负责 3 台骨科手术。第一台手术患者是一位 80 岁的老年女性，因股骨颈骨折拟行内固定手术，计划是在腰麻下进行。我用熟练的技术顺利地完成了麻醉。麻醉完成后 10 分钟手术开始，我需要全程守候在患者床旁观察手术的进度，观察患者的生命体征。巴巴多斯是冠心病和糖尿病的高发地区，老年人合并冠心病、糖尿病和高血压的比例很高，因此手术中容易出现心血管系统的剧烈波动，麻醉医生需要随时使用各种药物调控患者循环和呼吸处于一个相对理想的状态。

11:00　第一台手术在进行 2 个半小时后顺利结束。第二台手术患者是一位 37 岁的年轻男性，因左胫骨、右踝骨折行双腿骨折内固定手术，也是在腰麻下进行。因患者比较紧张，我不时安慰患者的情绪，在少量镇静药物的配合下，患者逐渐入睡。台上的手术医生和台下的麻醉医生和护士们的工作都在有条不紊中进行。

14:30　第二台手术结束。医疗队队员的午餐都是自己负责到科室解决，因为预计到今天会比较忙碌，我给自己准备的午餐就是一个面包和一杯酸奶，在手术间周转的间歇，赶紧慰劳一下自己的胃。

15:00　第三台手术开始了。这台手术比较简单，患者是一位 30 岁女性，因右上肢骨折内固定术后行内固定取出术。我选择了神经阻滞麻醉，熟练地运用超声引导技术完成了臂丛神经阻滞。手术也很顺利地完成。

17:00　当天的手术终于全部顺利结束。送走最后一位患者后，为了对第二天的工作做到心中有数，确保万无一失，我又去病房看了看第二天的手术患者。第二天仍然有 3 台手术等待着我，仔细检查了患者和病历后，与患者谈了麻醉计划和过程，消除他们的顾虑和疑惑。

17:40　终于完成了全天的工作，我终于可以和队友一起回驻地了。作为队长，每天下班和队友驾车回驻地的途中，也是我了解队员们在各自科室工作情况的最好机会。援外医疗存在语言、工作环境、人员配合等诸多困难，我总是鼓励大家全力开展好临床工作，多与本地医生交流，毫无保留地将各种临床技术和技能传授给受援医院，真正做到授人以渔。

18:30　此时的巴巴多斯已经是夜幕降临，队员们终于回到了驻地，大家一起共进晚餐，一天的临床工作也终于结束。

20:00　我又开始处理其他的工作事务，修改学生的论文，尽管经常会工作到深夜，但我对这种工作节奏和状态已习以为常。

这就是我在巴巴多斯援外工作中普普通通的一天。尽管每天都是这样忙碌而紧张，但对于我们这群怀揣大爱无疆、救死扶伤理想的中国医疗队队员来说，在巴巴多斯的每一天都充实而有意义。我们用自己无悔的青春，谱写着我国援外医疗事业的伟大篇章。

完美收官，花开圣普

杨　轶（四川大学华西医院）

第 17 批援圣多美和普林西比中国医疗队队长

2023 年 3 月 7 日，微创外科培训中心揭牌仪式暨中葡双语心电图手册捐赠仪式在圣多美和普林西比（以下简称"圣普"）国家中心医院举行。仪式的举行不仅标志着第 17 批援圣普中国医疗队 18 个月的医疗援助任务即将完美收官，也是医疗队不断创新援助模式的有益探索，中国与圣普交流与合作的持续深化。

仪式上，驻圣普大使和圣普卫生、劳动和社会事务部部长致辞并揭牌、签署交接证书。圣普卫生、劳动和社会事务部卫生合作司长，圣普国家中心医院院长、副院长和医疗队全体队员出席了仪式。圣普国家电视台等主流媒体对上述活动进行了报道。大使在致辞中感谢医疗队为期 1 年半的辛勤工作和努力付出，并对其在圣普国家中心医院设立微创外科培训中心和编写双语心电图手册的创新做法表示了充分肯定。部长在致辞中表示，援圣普中国医疗队对圣普当地医生指导培训，是两国人民间合作和友谊的写照。他赞赏中国医疗队的敬业精神，并希望援圣普中国医疗队在未来继续用中国先进的医疗技术对圣普医生开展专业培训，帮助圣普医院进一步提升救治能力和医疗水平。

在圣普开展援外工作以来，鉴于当地医生对学习腹腔镜微创技术的需求，我和来自四川大学华西第二医院的白莉平医生自费购买腹腔镜培训模拟器和缝合培训包，筹划课件和培训安排，培训班于 2023 年 1 月正式开班，主要为当地年轻医生开展系列授课和模拟实践操作，可以满足不同年资医生的培训需求。即使条件有限，圣普国家中心医院普外、妇科及泌尿专业的年轻医生在培训中都表现出对微创技术的极大热情，希望通过训练能够尽早地掌握腹腔镜基本技术要领。

搭建平台、培养人才，促进圣普国家中心医院微创技术水平可持续提升是医疗队开展工作和培训的宗旨，依托我所在的四川大学华西医院优质医疗和教学资源持续开展教学培训，同时成立培训中心，为进一步开展外科及其他临床技能的教学和培训创造有利条件，势必能加强和圣普国家中心医院在医教研等方面的交流与合作。在派员单位、四川省卫生健康委员会、四川省卫生健康委员会国际交流中心和中国驻圣普大使馆等各方的大力支持下，经过持续不断的努力和沟通，终于在援外任期的末期与院方达成共识，成功建立并揭牌培训中心，在几内亚湾的岛国"授人以渔"，让微创技术之花盛开于圣普，造福非洲人民。

无独有偶，在援外临床工作中，医疗队发现圣普当地能熟练掌握心电图识读技能和开展教学的医务人员十分有限，且由于缺乏相关教材及参考图书，极大限制了医务人员以及医护技相关专业在读学生学习和掌握心电图相关知识。因此，医疗队心内科医生李侨和我萌发了编写一本适合当地医生使用的心电图手册的计划，计划一经提出就得到了大使馆、四川省卫生健康委员会和四川大学华西医院各级领导的大力支持，在各方努力下，计划得到了中非对口医院合作机制项目资助，由四川科学技术出版社正式出版。《临床常见心电图手册》（中葡双语版）作为"圣普对口医院合作机制建设项目"内容之一，是四川省援外医疗第一本专门为葡语系受援国编写的中葡双语临床常见心电图手册，必将促进圣普当地医疗卫生基础教育的发展，提高心电图诊疗技术应用的临床水平。

医疗队传承发扬"不畏艰苦、甘于奉献、救死扶伤、大爱无疆"的中国医疗队精神，结合圣普实际及各专业特点开展日常诊疗、推广新技术、进行不同形式的健康科普宣讲、推进公益新项目，与当地医护人员密切合作、携手抗疫，切实做到"讲好中国故事，传播好中国声音"，在圣普当地树立良好的医疗队形象，传播中国正能量，以实际行动践行习近平总书记提出的对非"真实亲诚"的合作理念。

利刃入脑，生死一线

——成功救治一名罕见锐器致大脑贯通伤的危重患者

吴　蛟（宜宾市第二人民医院）

第 20 批援佛得角中国医疗队队员

佛得角当地时间 2023 年 1 月 31 日上午 10 时，普拉亚中心医院急诊科收治了一名罕见的危重患者。该患者因被尖刀刺入左侧额颞部 1 小时紧急入院，入院时患者已经出现严重意识障碍，情况十分危急，当地急诊科医生立即向当时正在普拉亚中心医院值班的我发出紧急求助。

我在接到紧急求助后立即前往急诊科会诊，在仔细查看患者情况并了解病史后，迅速陪同患者完成了急诊头颅 CT 检查。CT 显示刀身几乎完全位于颅内，紧邻脑干及颅内重要血管，手术风险极高。考虑到异物进入脑内的时间越长，发生颅内感染的概率就越大，所以必须紧急进行手术。

为确保手术万无一失，我立即与四川省宜宾市第二人民医院神经外一科的同事进行远程视频紧急会诊，讨论了可能出现的紧急情况及应对措施。

由于颅内血液循环丰富，且血管走行变异情况多见，刺入颅内的尖刀极易损伤甚至切断颅内大动脉，出现颅内血肿，引起脑疝等严重并发症迅速危及患者生命，因此这种刺入颅内的尖刀不能贸然拔除，须制订完善的应急预案等才可能为患者带来生的希望。经过紧急会诊，最终决定本次手术采取开颅的方式，通过探查颅内实际情况，预判潜在出血点，缓慢将刀身安全拔出。

克服当地医院手术器械设备匮乏、患者辅助检查资料不足等情况，经过细致准备后，当天上午 11 时，由我主刀，并在当地医生及医疗队同事的协助下开始紧急开颅手术。术中仔细清理刀身周围坏死脑组织并精准止血，再用咬骨钳固定刀身，小心且轻柔地取出整个刀身，手术耗时 3 小时顺利完成，队员们如释重负。经测量，手术取出的整个刀身近 13 厘米，一旦术中损伤颅内重要血管就会导致不可控制的大出血，后果将不堪设想。

成功手术是患者康复的重要前提，而术后有的放矢地康复治疗，也同样重要。为确保患者的良好康复，避免患者出现颅内感染、术区出血、神经损伤等并发症，患者术后转入该院重症医学科，由援佛得角中国医疗队队长兰蕴平全程监护。经过长达 1 个月的精心监护与照料，术前最担心的颅内感染并未出现，患者于 2023 年 2 月底顺利出院。患者恢复情况良好，医疗队也将对患者进行长期随访。

这例罕见危重病的成功救治，不仅彰显了中国医疗队精湛的技术水平和应急能力，更彰显了"不畏艰苦、甘于奉献、救死扶伤、大爱无疆"的中国医疗队精神。我们身在异乡，克服了环境、语言、文化、医疗设备匮乏等各种困难，以高度的责任感和职业素养，全力以赴救死扶伤，赢得了当地民众和医护人员的信任。我们将继续在援外医疗领域中积极发挥作用，为推进中非友好合作、促进人类卫生健康事业发展作出更大的贡献。

帮助所罗门群岛迈入腹腔镜手术时代

肖跃海（贵州医科大学附属医院）

第 2 批援所罗门群岛中国医疗队队员

2023 年 7 月，第 2 批援所罗门群岛中国医疗队指导所罗门群岛国家转诊医院外科医生成功开展了该国第一台腹腔镜手术。"中国医疗队为所罗门群岛外科发展作出巨大贡献！这对所罗门群岛医疗界来说具有历史性意义！从此我们的外科手术进入一个新的时代！"该院首席执行官和大外科主任鲁尼（化名）如是评价。

一台腹腔镜手术对于医疗水平较高的国家来说很普通，但对缺设备少技术的所罗门群岛来说，意义非凡。2022 年 7 月，所罗门群岛国家转诊医院向中国提出请求，希望中国派遣 1 名泌尿外科医生到所罗门群岛，所方的外科医生急切需要中国医生帮助他们开展泌尿外科手术。

随即，贵州省卫生健康委员会和贵州医科大学附属医院迅速组织援外医疗队的选拔工作。面对使命召唤，我第一时间报了名，并成功入选第 2 批援所罗门群岛中国医疗队，与队友一起为国出征。

在出发前半年，我就与首批援所罗门群岛中国医疗队的同事取得联系，了解所方的医疗条件和外科手术情况；与所罗门群岛国家转诊医院的大外科主任鲁尼和治疗组长梅利（化名）医生取得书信联系，了解到所罗门群岛有很多泌尿外科的患者因得不到及时有效的治疗长期忍受着病痛，甚至失去了生命。我暗下决心：一定要把中国的腹腔镜手术技术传授给所罗门群岛的医生，让中国的腹腔镜技术造福所罗门群岛人民。

2023 年 3 月，第 2 批援所罗门群岛中国医疗队在黄海队长的率领下如期出征。

到达所罗门群岛后，我迫不及待地跑到手术室去了解手术设备情况。手术室简陋的设施和陈旧的设备让我大吃一惊，更让我没想到的是其他国家捐给所方的 2 台二手腹腔镜设备，均有不同程度的损坏，已经弃用了多年，没有一台能正常使用；有的气腹机是坏的，有的镜头视野已经不清晰，有的光源很弱，穿刺器也没有一套可用的……当初听说医疗条件有限，没想到这么简陋。

我和医疗队的黄柏林一起对腹腔镜设备和器械进行反复检查，在贵州医科大学附属医院手术室工程师董岩松的远程指导下，将从中国带来的手术器械和零部件对所罗门群岛现有的设备进行维修和组装。为了不影响手术室的工作进度，我和黄柏林经常利用晚上和周末休息的时间，结伴到医院手术室调试手术设备。而维修腹腔镜的零部件和器械的运输过程相当曲折，在国家卫生健康委员会、贵州省卫生健康委员会、贵州医科大学附属医院和海内外华人华侨积极帮助和支持下，这些材料从国内辗转多个港口和海关，历时 1个多月才抵达所罗门群岛。最终，在各方的共同努力下，医疗队为所罗门群岛国家转诊医院拼装出一套安全可用的腹腔镜手术系统。经过反复模拟训练和检测后，开展了所罗门群岛第一台腹腔镜手术。此外，为了使所罗门群岛的医生能更好地掌握腹腔镜技术，在国内时，我就决定将个人购置的价值 6千多元腹腔镜模拟训练设备和器械带到所罗门群岛去。"仪器笨重、不方便上飞机、有刀具难通关……"刚开始我的想法遭到了大家的反对。一一向大家解释了这些设备和器械的重要性，大家被我说服了。最后，这些腹腔镜训练设备提前通过海运，从海上运到所罗门群岛。

在所罗门群岛，设备问题解决后第 2 批援所罗门群岛中国医疗队与所方联合举办了腹腔镜手术技能培训班，我将这些腹腔镜模拟训练设备和腹腔镜操作器械无偿捐给当地，传授理论知识和临床经验，并手把手指导当地医生进行腹腔镜微创手术。在腹腔镜手术技能培训班开班仪式上，鲁尼亲临培训现场，该医院所有外科医生都来参加了培训。大家在腹腔镜模拟器上认真地操作，学习热情十分高涨。

这是中国医疗队帮助所方在该国医疗技术领域取得的重大进展，突显了所国腹腔镜手术技术零的突破，同时升华了中所友谊。

生命和友谊之树常青

蒲长春（白银市第一人民医院）
第19批援马达加斯加中国医疗队队员

昂布翁贝渐渐笼罩上一片夜色，一位妇女怀里抱着一个襁褓，来到医院外科诊室。打开襁褓，在我眼前的是一个新生儿，脐部缺损，露出一段4厘米的小肠，肠管充血水肿，边缘附着脓苔，一段坏死、乌黑、腐肉一样的脐带挂在边上，散发出恶臭，应该是先天性脐膨出，外露的小肠已经呈现暗红色，部分浆膜已经发紫，即将坏死，需要急诊手术。

诊治过程中面临着几个难题，这是一个体重不足3千克的新生儿，体液不足，严重感染，静脉瘪陷，术中补液十分困难。其次，母亲刚刚给患儿喂过母乳，术中一旦窒息，后果严重，可是等待下去小肠肯定会坏死，而患儿很难再耐受小肠切除手术。最后，我们还是决定立刻冒险手术，抢救患儿的生命！

麻醉师叶医生仔细找遍了患儿头皮上的浅静脉，最后成功穿刺颈静脉，置入了一根几乎称得上是"救命针"的留置针。就在我和哈吉（化名）院长穿手术衣准备时，猛然就听见叶医生焦急地用法语喊了一声："肾上腺素！"回过头去，无影灯下的患儿脸已成了青紫色，呼吸已停止，监护仪上心率一直在往下走，紧接着，心率、呼吸、血氧饱和度，所有的生命征象都成了一条直线，与此同时，叶医生已经开始做胸外按压，随着肾上腺素从那根救命的留置针给进去，"嘟——嘟——嘟"，监护仪上又听到了心跳的声音，可是没有氧气、没有面罩，患儿的自主呼吸却始终不能恢复，刚升起的血氧饱和度又开始往下掉，叶医生迅速拿过一块纱布，盖在患儿口部，开始做人工呼吸，1分钟过去了，监护仪上的心率和血氧饱和度逐渐回升，胸廓开始有规律地起伏，面色开始红润，终于，所有的生命征象又恢复正常，短短3分钟，患儿经历了死亡和重生！

此刻，我和哈吉院长都在犹豫是否继续手术，如果不做手术患儿肯定会死去，短暂的沉默后，我们都从对方的眼神中看到了坚定——继续手术！切除了坏死的脐带和周围感染的组织，小心地分离小肠和周围的粘连，耐心地按摩小肠，直至将脱出的肠管全部还纳进去，接着，闭合缺损的脐环，缝合切口……整个手术过程出奇得顺利！看着即将苏醒的婴儿，所有人都长出了一口气，我们又一次从死神手中夺回了一个生命！

医疗队所在的昂布翁贝自然环境恶劣，经济落后，医疗卫生条件极差，本国医生都不愿意来这里工作，而中国医疗队在这里一待就是几十年。我工作的医院是周围数百千米唯一的医院，医院缺医少药，一台监护仪、一台小型家用制氧机、一台电刀就是手术室的几乎全部设备，还常常经历术中停电和"超范围执业"的尴尬。在国内，我是一名普外科医生，但在这里，我是周围数百千米唯一的外科医生，有时还不得不"客串"修理工：因为缺乏最基本的一次性耗材，我们经常自己动手制作维修各种五花八门的装置。

刚到这里工作不久，就遇到一位小腿开放性骨折的患者，皮肤软组织大面积撕脱，骨折端粉碎、裸露，泥土、肌肉混合着骨折碎片，血肉模糊，我在国内从未处理过这样的患者，只有硬着头皮手术。清创、复位、肌瓣转移、减张缝合、跟骨牵引……2周后又为其实施了创面植皮手术。一位开放性颅脑损伤的患者，家人赶着牛车从数百千米外赶到医院，患者意识模糊，额叶脑组织外溢，混杂着沙子、蛆虫和骨折碎片，面对患者，在国内手术间观摩脑科手术的经历帮助了我，去骨瓣、额叶部分切除，缺损的硬脑膜用颞筋膜转移覆盖……这样的例子很多，不同专业的手术常使我充满挑战，但当患者康复后，我可以挺起胸膛，自豪地说："我们是中国医生！"

援外工作充满未知，充满挑战。一代又一代援外中国医疗队队员，牢记党和祖国的重托，发扬国际人道主义精神，以仁心仁术造福当地人民，以实际行动讲好中国故事，为促进中外友谊贡献自己的力量。

在贝宁的那些日子

朱宁焘（固原市人民医院）

第 26 批援贝宁中国医疗队队员

杜果熟了，我们来纳迪丹古快 1 年了。在这段时间里，我们经历了雨季的阴雨绵绵，也经历了旱季的高温炙烤；从开始一句法语讲不出口的局促，到现在基本能自主沟通完成工作，其间发生了很多。

我们到纳迪丹古时恰逢雨季，倾盆大雨经常一下就是好几天，房间里的被子和床单湿得能拧出水，我从小适应了家乡固原干燥的气候，此时感觉难以忍受，身上起了湿疹。比天气更折磨人的是对家人的思念，尤其是我年幼的孩子。

工作中的困难比生活来得更直白一些。当我第一次走进手术室，虽然有心理准备但还是被眼前的一切震撼到了。手术室里只有一台不能机控呼吸的古董麻醉机和一台只能监测血压和血氧的监护仪，药柜里参差不齐地放着零星的几盒药。之后工作的难度可想而知，巧妇难为无米之炊的无力感瞬间涌上心头。

条件再艰苦，手术还得做，刚来不久的一天夜里，接到急诊电话说有手术。我一进手术室，看到一位产妇神情痛苦，腹部可见葫芦形隆起，是先兆子宫破裂。测量血压，54/32mmHg，我立即补液升压，进行麻醉，产科医生也迅速行动，开始手术抢救。在大家的齐心协力抢救下，患者最终平安出院。像这样危重的病例不在少数，当地很多人的病都是没钱拖出来的，很多患者家属要筹备手术费用很久。一次我和当地医生聊起了手术费用的问题，她告诉我，我们所在的医院因为有我们的援助，一台剖宫产手术费用 2 万西非法郎（相当于 224.07 元人民币），没有援助的另一家医院一台剖宫产手术 10 万西非法郎。相差的 8 万西非法郎，对于当地大多数人而言无疑是会改变命运的，筹款久了贻误病情，筹不到便选择放弃。这更坚定了我以后在工作中要迎难而上的决心。

我和队友们闲暇之余也会外出逛逛。前几天路过一个茶吧喝饮料，刚坐下，一个小伙就径直走到我面前，跟我说星期三他老婆做的剖宫产，生的双胞胎，是我做的。他特地来感谢我，我很意外，没想到当地人把我们每个人都分得清楚。开心之余，更觉责任之重。

杧果树四季常青，年年都会结出累累硕果，就像中贝之间的友谊。我们驻地建成已经有 45 年了，院子里最粗的杧果树直径也有 1 米多了。我希望和队友们一起努力，在中贝的友谊之树上结出新的果实。

（来源：2023 年 6 月 1 日，《固原日报》，已获得授权使用）

第二章

友谊丰碑

援非记忆

王　淘（张家口市沙岭子医院）

第 19 批援刚果（金）中国医疗队队员

看着孔雀蓝的花布，总会想起非洲的点滴，这可是正宗的非洲裹裙，是一位非洲孩子送给我的。我收藏在衣柜中最显眼的地方，视若珍宝。

我在医院一线工作时接到通知，参加援非中国医疗队的申请终于批准了。怀着依依不舍、带着领导和家人的嘱托挥手作别，我和队友们搭乘专机，到达"非洲心脏"——刚果（金）。

刚果（金），贫瘠又神秘的中非国家。来之前我认真做过"攻略"，这个国家是世界上最不发达的国家之一，贫困人口比例超过 60%，平均预期寿命仅 50 岁。

带着责任与使命，我和队友们开始了疫情防控、义诊和巡诊等援助工作。在这个医疗资源非常匮乏的国家，有病不能得到及时治疗已是常态。义诊，给了村民极其稀有的就诊机会，更带给他们生的希望。村民们对医疗队的信赖和感激，让我越发坚定了当初的选择。

一天，有位母亲，用破木板，拉着奄奄一息的孩子焦急地来到医疗队。紧急会诊后，确诊是疟疾，已经发热 40 多摄氏度，随时都有生命危险。这可急坏了所有人，因为捐给医院的青蒿素已经用完了，加急申请的药品还在海运的路上。看着意识模糊，蜷缩成一团的孩子，不由得想起我的孩子，我心像被针扎一样，我想救她。于是，我立即向队长申请，把我自己的那份青蒿素给这个孩子用。大家都不理解："王淘，你不要命了，这生死攸关的事儿，你可想好了。"队友们的关心让我感动。可我太心疼这孩子了，我想她能活下来，像我的孩子一样健康。

就这样，我每天用青蒿素给她做治疗，帮她擦拭身体，喂水喂饭，没日没夜地照顾，几天我都没合眼，就盼着她能早点好起来。那天深夜，我趴在她身边睡着了，朦胧中感觉有人拍我的头，是孩子醒了，她正看着我，还含糊地说着中文"谢谢"。她活了，她活过来了，她终于活过来了！那一刻，所有辛苦都没有白费，我的眼泪也不自觉地流了下来。

后来了解到，女孩叫菲菲（化名），她告诉我们，村里经常有人因为发热去世，因为没有药，也没有医生和护士，生病就意味着死亡，她2岁的弟弟也是因此去世的。

为了感谢医疗队的救命之恩，已经康复的菲菲邀请我们去她家吃饭。可是真到了她家，我们却有些惊讶。这是一间没有门窗的土坯房，屋内没有家具，更不通水电，屋顶是塑料布糊成的，地面就是土地，凹凸不平。木薯粉馍馍蘸着野菜汤，就是她们最好的食物了。看着做饭的环境和黑乎乎的野菜汤，说实话，我真的难以下咽，但我知道这是她们最高规格的款待，我大口吃着馍馍，还一口气吃了两个，她们看我吃那么香，都开心地笑了。她们送给我一条裙子，是一块儿孔雀蓝的花布，裹起来就是裙子，当地妇女最美丽的穿搭方式。我接受了他们的谢意和珍贵的礼物，也感受到中非之间淳朴而珍贵的友谊。

很多人问我，那么多次跟当地人接触，你不怕有传染病吗？我怕！我就是一名普通护士，怎么能不怕？可当你脚踏非洲大地，身穿绣着五星红旗的白大衣，使命和责任扛在肩上时，你没有多余的时间去思考，只想着，救活她们！快点儿救活他们！那惊心动魄的场景、久病初愈的笑脸，至今都会浮现在脑海。它感动着我的心，激励着我的志，升华着我的爱……

历经534天的艰苦奋战，我回到久违的祖国怀抱，看着一条条繁华的街道、一张张幸福的笑脸、一幢幢摩天的高楼、一桌桌丰盛的美食，不由得深深感慨：祖国真好，生在中国真好！回到祖国的生活安静又温暖，可每当拿起这条裹裙，我总会想：菲菲在做什么？长高了吧？能去上学了吗？这份思念随着时间的推移，只会越来越清晰。此时此刻，我想问候他们：异国的朋友们，你们都还好吗？

中喀一家人

乔本孝　张意梦（新华通讯社记者）

在西非国家喀麦隆的华人圈有一首歌突然火了，名叫《中喀一家人》，歌曲轻快活泼，动感十足，前奏还是老歌《大中国》的旋律，越听越"上头"。这首歌由一名喀麦隆音乐人创作，表达对中国医生的感激之情，究竟是怎么一回事呢？

来自喀麦隆首都雅温得的比安弗尼·门尤，是一位音乐创作人。2019年2月，门尤右眼受伤，视力不断下降。辗转多家医院后，他来到雅温得妇儿医院。这是一所由中国政府援建的医院，是第19批援喀麦隆中国医疗队驻点之一。

在中国医生进行了一套复杂、高难度的手术后，门尤的眼睛保住了。

2019年6月的一个周日，门尤邀请主刀医生王峰、手术翻译贾凤英到他的工作室。他要写一首关于中国的歌——《中喀一家人》。

在工作室，门尤反复吟唱，仔细推敲，王峰和贾凤英在旁不时给他意见和灵感。平日稳重沉静的王峰，忍不住拿起非洲特色的节奏沙球，跟着音乐一起摇摆。而贾凤英用老歌《大中国》的旋律重新填词，唱了前奏部分。

时光如逝，转眼到2019年底，第19批援喀麦隆中国医疗队任期将满。门尤前来送行，带来歌曲《中喀一家人》，这是他送给王峰和贾凤英的礼物。

歌里唱道——

…………

中国帮我们建桥盖楼，

兴办学校，

救死扶伤。

说到劳动，

中国人是最认真的。

兄弟们，一起加油干吧！

…………

谈及创作初衷，门尤说，除了想表达对中国医生的感激之情，也想告诉自己的同胞：中国在各领域帮助非洲，相信非洲国家同样拥有巨大的发展潜力。"我们没有理由不努力。"

王峰为雅温得妇儿医院的喀麦隆同行留下了一份"礼物"，这是一份长长的技能清单：斜视矫正、青光眼手术、白内障超声乳化……每一项都填补了医院的技术空白。

医院眼科医生尚塔尔说："在手术台前，王峰倾囊相授，毫无保留，我们学到很多，感怀在心。"

王峰在手术室手把手"身教"，离不开贾凤英字对字"言传"。

贾凤英是该医疗队驻点唯一的翻译，平时主要承担行政和外勤工作，十分忙碌。尽管如此，她工作不分分内分外，总是挤时间进手术室。"能够参与解除病痛、传授医术，我丝毫不敢懈怠。"她说。

2019年11月初，医院为王峰和贾凤英颁发荣誉证书，表彰他们的突出贡献。月底，作为第19批援喀麦隆中国医疗队的优秀代表，两人还得到喀麦隆公共卫生部部长的表彰。

喀麦隆公共卫生部部长称赞说，中国医疗援助切实改善了喀麦隆人民的健康水平，是中国人民对非洲人民友好情谊的重要体现。

2019年12月2日，第19批和第20批援喀麦隆中国医疗队迎送仪式在中国驻喀麦隆大使馆举行。据了解，第19批援喀麦隆中国医疗队在一年任期中共接诊约 2.5 万人次，实施手术近 500 台，义诊 9 次。

协助队友订好回国的机票，贾凤英决定继续留在当地，和新队友共同履行新的援外使命。

王峰说，在这一年任期里还有很多技术没来得及教给喀麦隆同行，希望将来还有机会回到援非的手术台前。

（来源：2019 年 12 月 12 日，新华通讯社，原题为《这魔性上头的旋律里，是对中国深沉的爱》，已获得授权使用）

一枝一叶总关情

李俊升（内蒙古自治区第四医院）
第13、15、16、18、20、22批援卢旺达中国医疗队队员

每次重温习近平总书记给援中非中国医疗队队员的回信，心中总是充满力量、百感交集，尤其是读到"你们在中非克服工作生活上的困难，用心服务当地民众，既是救死扶伤的白衣天使，也是传递情谊的友好使者"的时候，我的思绪总会情不自禁地回到与我的非洲朋友克里斯托夫（化名）和摩西（化名）一起相处的岁月！

我与克里斯托夫是在卢旺达基本戈医院相识的。初次一起在外科查房时，他流利的专业英语和对患者的无比耐心给我留下了深刻的印象。随着工作接触得越来越多，对他的了解也更加深入。他非常热爱外科，非常愿意和中国人交朋友。就这样我们很快成了好朋友，工作中互帮互助，每当他有事时，都会主动请求我替他承担工作；每当我有事时，也会找他帮忙。尤其在抗击新型冠状病毒感染疫情的艰难时刻，我和克里斯托夫共同坚守在基本戈医院外科临床一线，完成了很多像直肠癌等高难度手术，彼此的友谊更加深厚。

记得有一次，深夜2点，基本戈医院急诊室来了一位嵌顿疝肠坏死、肠梗阻患者，需要急诊手术。当准备好手术时，突然我感觉后背和颈部开始瘙痒，急忙让一旁的手术室护士帮忙检查，她告诉我后背和颈部都是红色小疹。我意识到我患了过敏症，必须马上治疗。如果不及时阻断过敏反应，可能会进一步累及支气管造成哮喘。如果去治疗，将延误患者手术，患者已经在手术台上。我一时也不知道该怎么办。

正在进退两难时，一个熟悉的声音在耳边响起："李医生，你可以去急诊室接受治疗。我可以先做手术，然后等你。"瞬间一股暖流遍布全身，原来是克里斯托夫到了，他黝黑的脸上带着微笑。听到他的话语，我赶紧去急诊室肌内注射了地塞米松后返回手术室，刷手、穿衣，上台继续了手术。在我和克里

斯托夫的密切配合下，嵌顿肠管很快被松解，肠梗阻被解除；经探查肠管组织坏死，我们又进行了肠吻合以及疝修补。经过大约一个半小时的仔细操作，手术顺利完成，患者得救了。我如释重负，而这时克里斯托夫问我："你感觉好些了吗？"我说好多了，我们俩都欣慰地笑了。

和摩西的偶然相识是在马萨卡医院。当时，他在马萨卡医院药房工作，就在我诊室的隔壁。出于工作需要，我会经常去药房看看有什么药，也就渐渐和摩西变得熟悉起来，交流也越来越多。交谈中得知他有一个梦想：他非常向往中国，梦想成为一名医生，也希望像中国医生一样治病救人。听完他的心里话，我很受触动。

为了帮他实现梦想，我首先帮他联系了孔子学院学习汉语。他学习起来非常认真刻苦，每晚学习到深夜。每周六、周日他都会来到医疗队驻地，把自己本周内所学不太明白的汉语知识来请教我一番，我也认真地一一作答。一来二去，他更加喜欢中国文化了。

功夫不负有心人。摩西的汉语进步很快，半年后就拿到了卢旺达大学孔子学院的汉语考试合格证书。很快他就搭上了中卢合作发展的快车，成为中国政府资助的卢旺达留学生中的一员，赴吉林大学学习临床医学，实现了他的中国留学梦！

在中国留学期间，他经常和我联系。我也帮他解答一些学习和生活上的困惑，彼此的友谊并没有因为距离而疏远，反而更加深厚。后来摩西又考取了山东大学肿瘤学研究生，毕业后返回卢旺达，成为卢旺达布塔雷大学附属医院的一名肿瘤科医生，实现了他的治病救人梦！

俗话说："好朋友就像星星，你不一定总能见到他们，但你知道他们会一直在那里。"现在克里斯托夫医生已经在卢旺达卫生部工作，摩西也在自己医学梦想的道路上继续奔跑。我也在结束我的援外医疗任务后回到单位继续救死扶伤。但每逢节假日，我们都会彼此问候，继续续写着我们心中的"中非友好"！

通 路

桑大华（吉林省人民医院）

第 4 批援萨摩亚中国医疗队队员

2022 年 10 月，我迎着世界上最早的一抹阳光，离开了萨摩亚防疫隔离点，开始了我在萨摩亚的工作。此时身处异国他乡的我，内心难免略有忐忑。

初到萨摩亚公立医院，在内科诊疗区参加主任查房，见到的尿毒症血液透析患者并不多，也没有见到血液透析室。跟主任沟通后，才知晓尿毒症患者都在医院大楼外独立的二层建筑——萨摩亚卫生部直属国家肾病中心（NKF），透析室也设立在那里，主管的医生是本（化名）。

我到了 NKF，本医生正在出门诊，他在门诊间期接待了我。我自我介绍道：我是援萨摩亚中国医疗队队员、肾内科医生，也是血液透析、血管通路医生，能够解决尿毒症血液透析患者通路及通路并发症。

本医生很感兴趣，跟我谈到了 NKF 患者血管通路的困难：因为疫情，新西兰及澳大利亚血管通路团队不能顺利抵达萨摩亚、就不能解决血液透析患者的血管通路问题，所以已经积压了很多患者。今日正好有一位患者，导管不通畅，不能完成透析，本医生邀请我与他一同研究治疗方案，我提出"原位更换导管"方案，本医生也很赞同，马上预约手术室，由我来实施手术。术后患者顺利进行血液透析治疗，完美地解决了患者的问题，这也是我同本医生完美合作的开端，从此手术室成了我和本医生的"打卡地"。

一天，内科病区住进来一名血液透析患者，询问病史才知道，患者透析通路血栓堵塞，不能进行透析了，这时本医生来到病房，征求我的治疗意见。"手术治疗"——我马上给出了我的意见。第二天的手术，跟本医生合作，我主刀修复了患者的透析通路，术后便可以顺利透析，本医生非常兴奋，连说"太棒了，太棒了"。我的到来，解决了 NKF 最大的困难。每天的手术排得满满当当，第四手术室是我跟本医生专属"战场"，给需要透析的患者建立血管通路，给血管通路出现问题的患者修复通路，用我的本领打通尿毒症患者生命的"通路"。

随着手术例数的增多，我同本医生越来越合作无间。突然有一天，他问我："可否同我去萨瓦伊岛，给患者做手术，因为这个患者不能来阿皮亚治疗。""当然可以！"我回答。乘船1小时，漂洋过海来到萨瓦伊岛，再次与本医生协作完成手术。非常意外，这台手术得到当地媒体的高度关注，萨摩亚两家权威媒体《萨摩亚观察家报》和《萨摩亚环球时报》以标题为"Dialysis Patients in Savaii Undergo Specialized Surgery"及"Dr. Sang Dahua Travels to Savaii for Vascular Access Surgeries"进行报道，给出了"China's Dr. Sang Dahua，a saving grace for dialysis patients"的评价。

我们完成了一台台手术，救治了一名名患者，在这样的默契合作中，友谊的种子悄然在我们心中落地生根。除去忙碌的工作，本医生和我在生活上也渐渐有了交集。我们相约见证过第一缕晨光，看云隙里破出金芒，宛如数道光剑穿梭云层；我们一起去史蒂文森纪念馆，走进这位伟大作家的传奇经历，登上瓦埃阿山的山顶，远眺他生前热爱的海洋。然而史书翻过一页便是流年，援外的8个月也不过是字里行间。萨摩亚的6月到了，我也即将离开这个热情似火的国度。在最后一次手术之后，本医生为我安排了一次欢送晚宴，邀请了许多当地的居民，大家载歌载舞，一起欢笑。我再一次感受到萨摩亚人的热情与淳朴。当宴会渐渐进入尾声时，本医生掏出了一件粉色的花衬衫，上面画着各种各样的图案与色彩，还绣上了"NKF"，他说这是萨摩亚当地的传统服饰，希望我回国后每次看到这件衬衫，都能想到在萨摩亚的点点滴滴，想起萨摩亚人民的淳朴，想起我们的合作。"友谊是不分国界、不分种族、不分语言的，它属于每一个人。"

就这样，在同本医生合作中度过了我的援外生涯，我们共同打通了尿毒症患者的血管通路，也打通了患者的生命"通路"，打通了我与本医生的友谊"通路"。

银针连起中科情

丁庆刚（长春中医药大学附属医院）

第 11 批援科威特中国医疗队队长

于我而言，援科经历和与当地人民结下的深厚友谊，是我生命中最美好的记忆。

2014 年 11 月，作为第 11 批援科威特中国医疗队队长，我率领 14 名医护人员及 1 名翻译奔赴科威特，开启了在干旱炎热的海外沙漠医疗援助之旅，为当地患者提供包括中医在内的医疗援助。

科威特地处亚洲西部波斯湾西北岸，属热带沙漠气候，干旱炎热。居民吹空调时间长，易感寒邪，罹患颈肩腰腿痛等关节疾病者众多。于是，我所擅长的中医就派上了用场，特别是针灸、拔罐等诊疗手法，深受当地人民欢迎。

起初，看到长长短短的银针、大大小小的火罐，当地百姓既感到新奇又有所畏惧，"这怎么能治病？"老百姓多持有怀疑的态度。诊查病情，试探性治疗，耐心询问患者的感受，通过患者反馈判断下针效果，耐心地讲解针灸过程中可能出现的各种感觉，消除患者恐惧感。渐渐地，我们用疗效赢得了患者的信任。一传十，十传百，独特的中医"绿色疗法"在当地迅速走红。

科威特原石油医院院长阿布·阿里（化名）已年近 70 岁，他患有退行性骨关节病，慕名来到我们的中医诊室求诊，我细心地为他做了针灸拔罐和康复治疗。几个疗程以后，他的病痛明显缓解，行走能力也得到很大改善。

一根银针、一个火罐，也很快赢得了科威特一位政府官员的认可，他对中国传统文化也产生了浓厚的兴趣，多次在公开场合称赞中国医生，成了中医药文化的"科普大使"。

随着中医在科威特的走红，当地民众从各地慕名而来，求诊人数迅速蹿升，平均每天接诊患者达 100 余人次；医疗队也成了当地人民的"团宠"。

一针一草，亦是中医故事。2016 年是中科两国建交 45 周年，也是中科卫生合作 40 周年。为了讲好中医故事，惠及更多科威特民众，在纪念中科建交 45 周年"中国日"系列活动中，我现场施治，使耳穴减肥等传统医疗展示成为最大亮点，展台内外人气爆满，中医药文化迅速"涨粉"。

援科期间，我国驻科威特两任大使，多次对医疗队的工作方式和认真态度给予了高度赞扬，充分地肯定了医疗队为维护中科传统友谊作出的贡献。

在援科威特两年多的时间里，能在异国他乡为当地百姓去除疾苦，我感到无比欣慰和自豪；我和队员们都经受住了语言障碍、炎热气候和思乡之苦的多重考验，以中医之名，续写和加深了中科友谊……

"未之见而亲焉，可以往矣；久而不忘焉，可以来矣"，这是 2016 年 1 月习近平总书记出访阿拉伯国家时引用《管子》的一句名言。同样，在中科超越空间和时间的友谊中，我也是其中的一名信使。

2018 年 7 月，新华通讯社选取了我在科威特为患者治疗时的照片。一张小小的照片，见证了中科深厚的友谊。

2018 年 12 月 17 日，我有幸前往人民大会堂接受全国援外医疗工作表彰，并得到了亲切接见。国家卫生健康委员会为我所在医院颁发了"全国援外医疗工作先进集体"，为我颁发了"全国援外医疗工作先进个人"奖牌。长春中医药大学附属医院是全国唯一一家既获得援外医疗先进集体又获得先进个人的单位，在全国的卫生系统赢得了声誉。

"有过出国经历的人，往往更爱国。"我对这句话深以为然。

直到现在，我依然清晰地记得，2016 年 9 月 27 日，我们医疗队全体队员应邀参加驻科使馆举办的十一国庆招待会的情景——

在招待会现场，面对中外友人，当我们穿上印有中华人民共和国国旗的白衣，高唱《歌唱祖国》时，嘹亮的歌声响彻了整个会场，鲜艳的五星红旗像一束火焰在天幕上升起。

那一刻，我深刻地感受到了祖国的心跳；那一幕，激起了我的滚滚心潮！

我骄傲，我能够代表祖国参加援外医疗工作。我自豪，我为传播中医药文化、促进中科传统友谊，贡献了一份力量。

在利比里亚，我们从朋友变成了兄弟姐妹

安翯鋆（哈尔滨市红十字中心医院）

第 15 批援利比里亚中国医疗队队员

我是一名急诊内科医生。今天是我在利比里亚工作的第 337 天。来这儿之前，非洲对我来说是一片陌生的地方，我也曾经对来这里工作和生活有过担心和忧虑。不过，随着工作的深入，我的想法发生了巨大的转变。

目前，我在约翰·菲茨杰拉德·肯尼迪纪念医院（JFK 医院）工作，这家医院是利比里亚最权威的国际性公立医院，每年都有大量国际医生前来交流合作，也曾是西非的医学中心。但是，由于多年内战，这家医院也面临着不少的困难。例如，这里医疗设备严重不足，全国只有几台 CT 和一台磁共振仪。虽然世界各国在持续捐赠，但是由于电力系统不稳定，经常停电，导致设备故障率很高，设备报废周期也很短；这里还面临着医生短缺问题。

因此，如何更好地帮助他们，是我来到这里一直在思考的问题。记得在我刚到这里不久，内科顾问菲利普（化名）医生就对我说，他知道中国有句俗语——授人以鱼，不如授人以渔。他非常希望我们在门诊工作之外，能一起培养本地的新生代医生。我们的想法不谋而合。培养当地医生，我想得首先取得当地青年医生的信任。由于 JFK 医院是利比里亚全国最好的公立医院，所以患者很多，住院医日常工作量非常大，值班时常常要连续工作 36 小时（白班连夜班，再连白班）。怎样帮助这些本就时间紧张、生性羞涩的年轻人，我想了很多办法。

在这里，每天为住院医培训开展的早会是重要的交流时间之一。早会上，住院医们会汇报前一日新入院的患者，然后由本地高阶医生和国际顾问医生共同点评讨论。每个工作日，我和其他顾问医生都会指导住院医在早会中举行专病小讲座，讲座内容参考最新的国际文献、指南，以幻灯片的形式演讲。

与此同时，我还每天抽出 1 小时时间，给他们进行一对一专人专项培训，

还利用即时通信软件，每天开展"一日一个小知识"培训，就这样坚持了半年，效果还不错。此外，我还利用从国内带来的便携 B 超，与住院医们一起查房，一块儿出急诊，一起分析疑难病情，协助他们更好地结合辅助检查，建立临床思维。俗话说"光说不练是假把式，又说又练才是真把式"，当医生更是如此。就这样，在日积月累的实践中，中国医生赢得了 JFK 医院本地医生的信任，现在遇到问题，他们会第一时间询问中国医生的诊疗意见。

就像我来到这里之前并不了解利比里亚，很多利比里亚人也并不太了解中国，他们只知道中国是一个发展很好的国家。然而，当中国医疗队队员用真心实意的付出、用点点滴滴的行动一步步展现过硬的技术，消除陌生的界限，越来越多利比里亚人开始对中国感兴趣，越来越多的医生期待跟中国医生深入交流。

当对一项事业真心付出，也就会产生感情。随着与利比里亚医生的友谊越来越深厚，我越来越舍不得离开这里。我和年轻的医生们约好，即便在我完成援外任务回国后，我们的网络小知识交流和友谊都要继续下去。就像 JFK 医院的医务官所说的那样，随着两国医生的不断深入交流，我们从朋友变成了兄弟姐妹，愿中利友谊地久天长。

（来源：2023 年 7 月 3 日，中央广播电视总台环球资讯广播特别策划
——《援外日记》，已获得授权使用）

传承和弘扬中摩友谊的白衣天使

——我们的朋友穆尼亚

唐　琦（上海市静安区闸北中心医院）

第 195 批援摩洛哥中国医疗队阿加迪尔分队队员

"有缘才能相遇，有心才能相知"，这句话形容中国医疗队和穆尼亚（化名）一家的友谊无比贴切。

初次遇到穆尼亚是在 2022 年底，那时我们刚刚从上海来到阿加迪尔哈桑二世医院工作，遇到一位会说流利汉语的摩洛哥女医生，她有着阿拉伯人深邃的五官、健康的麦色皮肤和爽朗的笑颜。穆尼亚用流利的普通话告诉我们她现在在哈桑二世医院进行专科医生培训，曾经在上海生活居住 9 年，并在上海交通大学医学院完成外科硕士学位，医疗队需要帮助可以找她。穆尼亚真挚的话语一下子安抚了我们刚到异国他乡忐忑不安的心情。

虽然援摩洛哥的医生在出发前都在国内学习了半年法语，但到了医院工作后，语言障碍还是成了我行医最大的问题。在这最困难的时候，穆尼亚来到血液透析室陪伴我熟悉这里的工作流程，有时当我需要和摩洛哥医生探讨肾脏专业领域学术问题或者详细询问患者病史时，穆尼亚还会热心充当法语或者阿拉伯语翻译。

穆尼亚在产科轮转期间，成为我们医疗队妇产科姚主任最佳手术助手和翻译。在我们的驻地宿舍姚主任的房间里放着两张单人床，我们医疗队队员戏称是"标房"，另一张床上有时会看到穆尼亚的身影，原因是哈桑二世医院病房没有足够的值班室供女医生休息，过去轮到 24 小时值班穆尼亚只能睡在自己的汽车里，姚主任知道后体贴安排穆尼亚逢值班时在她宿舍休息。当夜里值班电话响起，一起参加值班的穆尼亚和姚主任立刻前往产科病房，询问病史时穆尼亚充当翻译帮助姚主任了解病情，用阿拉伯语安抚痛苦的产妇和焦虑的家属；姚主任有丰富的临床经验和精湛的手术技能，在手术台上可以传授给穆尼亚宝贵的剖宫产手术知识，她们默契无间的合作方式在哈桑二世医院轮转实习医生中深受好评，越来越多的医院医护人员认可和称赞中国医生。

在摩洛哥的工作是繁忙的，而日常生活却是枯燥乏味的。刚开始到达阿加迪尔时，我们除了日常到超市购买生活用品，其他休息时间只能无聊地待在寝室。穆尼亚的到来给我们生活带来亮色，休息日她会带我们在阿加迪尔市里走街串巷，中午拜访藏在小街深处的特色手工艺品商店，下午则惬意地待在一家海边咖啡馆喝杯香醇意式咖啡，傍晚欣赏阿加迪尔的金色沙滩、白色海鸥还有红色落日，晚上品尝摩洛哥人最喜欢的羊肉塔吉锅、特色石头烤面饼和香浓薄荷茶；或者领我们开车去阿加迪尔邻近的其他地区购买生活、休闲用品。

穆尼亚发现队里几个女医生很喜欢摩洛哥民族服装，便主动带我们去她认识的商店定制"卡夫坦（cafutan）"，现在我们女队员也会穿上"卡夫坦"和当地居民一起欢度摩洛哥人的节日。除夕之夜，我们全体队员请穆尼亚来宿舍吃年夜饭欢度除夕，大年三十驻地一片欢声笑语，节日气氛浓厚，穆尼亚按约定准时来到驻地，并带来当地著名的千层蛋糕作为礼物，穆尼亚对我们的年夜饭赞不绝口，她回忆起曾经在中国读书时的美好岁月，怀念上海小吃，喜欢烟花三月江南的温婉秀丽，惊叹八达岭长城的雄伟壮丽。

穆尼亚一家和援摩洛哥中国医疗队的友谊源远流长，20多年前穆尼亚的妈妈左手臂严重烫伤，当时正好遇到中国派遣到阿加迪尔工作的上海交通大学医学院附属瑞金医院烧伤科医生，奇迹般治愈了穆尼亚妈妈的皮肤，现在穆尼亚妈妈左手臂上已经看不出任何瘢痕。时光飞逝，20多年过去了，穆尼亚已成功申请攻读上海市第十人民医院外科博士学位，并获得全额奖学金，将在金秋九月再次前往上海深造。

中摩友谊积厚流光，历久弥坚。一批批援外医疗人员远离祖国和亲人，在异国他乡克服种种困难，用精湛的医术和温暖的爱心救治了当地无数患者；同样，当地人民热情回馈援外医疗队的帮助，共同谱写了许多感人肺腑的故事，阿加迪尔医疗分队和穆尼亚一家近30年的友谊就是中国援外医疗辉煌交响曲中亮丽的一章。

中国医疗队的"哈桑妈妈"

刘亚平（常州市第三人民医院）
第 25 批援桑给巴尔中国医疗队队长

第一次见到哈桑（化名）女士是在 2013 年 6 月 12 日，就是我们到达桑给巴尔的当天，她以医疗队朋友的身份到机场迎接我们，令我印象深刻。

说起哈桑女士和中国医疗队的渊源，那是 40 年前的事了。哈桑女士曾经是妇产科医生，中国医疗队的专家们手把手地把技术毫无保留传授给她，和中国医生结下了深厚的情谊。几十年来，哈桑送走又迎来了一批批医疗队队员，也从一名普通医生成为桑给巴尔当地政府官员。随着年岁的增长，哈桑女士对中国医疗队的感情与日俱增。此前她查出了恶性肿瘤，出于对中国医疗队的信任，哈桑女士在中国的医院接受了手术治疗。像哈桑女士如此信赖中国医疗技术并愿意把生命托付给中国医生的当地人，在桑给巴尔并不多见，因为在桑给巴尔，由于语言、宗教、生活习惯等因素，当地人海外就医往往会选择英国、南非、印度等国。

我们到达驻地的第二天，哈桑女士又送来了大筐的水果。一天，我和全小祥老师、刘向萍老师在石头城的时候，她在楼上看到我们，立即下楼招呼我们，全老师介绍说"我们都叫她'妈妈'"，我说"是的，哈桑女士就是中国医疗队的'妈妈'"。看得出来她非常开心，诚挚邀请我们参加当地的婚礼。婚礼上，哈桑女士只要一有空隙，就来到我们面前，拉着我们的手，嘘寒问暖，热情地把我们介绍给新娘和亲友。

一晃 20 天过去了。上周五，在医院又见到了"妈妈"，她告诉我，她去了达累斯萨拉姆。我说我们要去拜访您，她同样邀请我下周二来家里做客，说所有的队员都可以来，非常欢迎！当时，心里很纠结，我只是想拜访一下"妈妈"，结果哈桑女士如此盛情，让我很是过意不去。

哈桑女士一家人准备了丰盛的晚宴，一见到我就伸出双臂，我们拥抱在一起，她拍着我的背说，欢迎你啊，我的孩子！短短几次见面，她就能认出多半的队员，还邀请我们一起合影。席间，她不停地要我们多吃，说在桑给巴尔，这里就是你们的家。餐后，"妈妈"拉着我们的手，带着我们一起跳当地的舞蹈，那样的场景其乐融融，甚是感人。就在我们离开的时候，"妈妈"把所有的饭菜打包，带上水果亲自送我们到了驻地。这就是哈桑女士，一位真诚、可敬的中国医疗队"妈妈"！

　　援助桑给巴尔以来，中国医生高超的医术、敬业的精神深深扎根在桑给巴尔人民的心中，正是他们的辛勤耕耘和无私奉献，为中桑友谊作出特殊的贡献，"哈桑妈妈"和中国医疗队的故事就是中桑友谊的最好见证。

永远是朋友

蒋益华（浙江省立同德医院）

第 17 批援马里中国医疗队锡加索分队队员、第 26 批援马里中国医疗队队长

马杜（化名）是锡加索医院的司机，我们在巴马科一下飞机，第一个见到的就是他。马杜友好地伸过手来，和我握手，脸上挂着灿烂的笑容。

第二天，从巴马科去锡加索医院，又坐上了他的车。马杜二十几岁，个子不高，大眼睛，像很多马里男人一样剃了个光头，很精神。一路上，马杜总是微微笑着，用不太熟练的法语回答队员们各种奇怪的提问。

接下来是工作交接，每次我有什么困难，他总是不遗余力地跑来跑去，直到把事情做好为止。在他的帮助下，我在医疗队的工作很快进入了轨道。

我和马杜的交往越来越多，我把从国内带来的小礼物送给他，每次他都是很高兴地收下，渐渐地我们成了好朋友，每次见面打招呼，他就直接称呼我"我的朋友"，而我也非常乐意结交这个率直、热情的马里朋友。

由于工作需要，队长安排我做医疗队的兼职司机。星期天下午，马杜开车带我到了锡加索飞机场，在一条宽阔的废弃跑道上手把手地教我，在他的帮助下，我的车技提高很快。马杜把我当知心朋友，总喜欢跟我讲些他家里的事。当我称赞他的女朋友很漂亮时，他很开心，还开玩笑说一定要给我找一个漂亮的非洲女朋友。

自从知道马杜"B83+"〔人类免疫缺陷病毒（HIV）阳性的意思〕，我有点儿难以接受，不敢相信我一直以来最信赖的朋友是个艾滋病患者。窗外和几个医院的清洁工坐在一起的马杜神情木然，目光忧郁，好像这个世界已经离他远去。我突然觉得心里很难过，很想过去和他说些什么，但终究没有走出那扇门和他说话。

有一天下午我在房间里看书，听到窗外有人叫我。马杜坐在院子里的一把椅子上，看我出来，递过来第二天出车的通行证。我告诉他我已经有了，但还

是要谢谢他。他说了声没关系，起身准备离开，我没有像往常一样和他握手。我忽然觉得马杜像换了个人似的，看上去比以前消瘦多了，以前那阳光般的笑脸没有了。我看他默默地准备离开，一旁的莎卡拉（化名）用班巴拉语和我比画了几下，我明白了他说马杜肚子痛，拉肚子了。我让他们等一下，折回房间把自己的药拿来送给了马杜，还告诉他这药很有效，病马上就会好的，说这话的时候我明显底气不足，我当然清楚，在不远的某一天，病魔将带走眼前原本那么鲜活的年轻生命。

我回到了自己房间，翻开书本，却什么也看不进去，脑子里尽想着马杜。我去找队长，希望他能帮助马杜。队长也很关心马杜，但是他坦率地说，限于目前医疗队的条件，对艾滋病还没有特别的药物和治疗方法。

接下来的日子，我见到马杜的次数越来越少了。

又过了一段时间，我遇见马杜，又给了他一些药，他不停地说谢谢。我问他为什么不来医疗队了，他把头低了下去，不作声。

我看着他说："你知道吗？中国医生都很关心你。我们会尽力帮你的。"

他把头微微抬了一下，我分明看到他眼里噙着泪花。我伸过手去，用力地握了一下他的手。

"记着，我们是朋友。"

"嗯！"马杜点点头。

"永远是朋友。"我紧紧地握着他的手。

马杜的脸上显现出久违了的笑容，眼眶里带着泪花。

由于病魔的侵蚀，马杜还是经常咳嗽、腹泻。有时他会来向我拿药，每次我都会尽我所能给他找一大堆药。虽然我知道这些药不能改变最后的结局，但哪怕能阻挡一下病魔的步伐，延缓一下死神的来临，对马杜来说也是好的！

马杜跟我说："蒋，你是个好人！"

"当然，因为我们是朋友。"我总是这样回答他。

马杜笑了，很开心的样子，一如我第一次在机场看到的那样灿烂的笑容……

中国医生走进中非 SOS 儿童村

——中非 SOS 儿童村儿童节"六个一"活动纪实

朱德才（宁波大学医学院附属医院）

第 16 批援中非中国医疗队队长

2018 年 6 月 1 日，国际儿童节，第 16 批援中非中国医疗队全体队员及中非班吉友谊医院医疗助手一行 18 人，来到位于中非首都班吉市郊的 SOS 儿童村，与生活在这里的孩子们共同度过了一个欢乐的儿童节。本次活动的主题是"关爱中非孤儿、促进民心相通"，活动通过与孩子们一起互动的"六个一"节目，与他们共同欢庆国际儿童节。

活动一，一场捐助活动。因战乱中非百姓生活很贫困，物资也很匮乏，活动前，队员们自发捐款集资，给孩子们买来了他们紧缺的文具及体育活动用品，同时向儿童村组织捐助了一批价值约 1 万元的抗疟药品。援中非中国医疗队一直以来关注 SOS 儿童村的发展，因为中非战乱已多年未能来此，但一直心系着儿童村。这次医疗队复派，选在儿童节这个特殊的时间重返儿童村，就是要重温友谊、共话未来。儿童村负责人对中国医生的慷慨解囊表达了最诚挚的谢意，同时希望这份情谊能如中非两国友谊一样长久维持。

活动二，陪孩子们踢一场友谊足球赛。当天中非的天气一如往常炙热，但这一切并未阻挡医疗队队员的热情和那颗跃跃欲试的心。在儿童村极其简陋的足球场上，医疗队队员王强、翻译唐伟杰和孩子们一起比赛，我担任裁判员，虽然因为炎热比赛只进行了短短 30 分钟，但孩子们不论是作为运动员还是观众，他们的那种全身心投入、那种进球时的欢呼雀跃、那种高涨的热情，早已让我们这些在国内生活在幸福时代的人感动得热泪盈眶。

活动三，教孩子们练一次中国功夫、教一个瑜伽动作。一群孩子正专注地围在医疗队中医科王永生医生、眼科孙莉医生的周围，王医生的太极和孙医生的瑜伽早已让孩子们着迷了，孩子们专注地学习模仿，深深感化了在场的每一个人，这分明是博大精深的运动文明深深感染了这群可爱的孩子吧！你闭上眼睛，已经分不清围绕在你身边的孩子是你的还是这里的了，但这已经不那么重要了，因为民心就是这么相通的！

活动四，教孩子们唱一首中国儿歌。也许有语言的阻隔，但都不重要，音乐是无国界的，当党支部书记路晓灵、厨师葛雷雷唱起那首《两只老虎》儿歌时，孩子们学唱的声音早已响彻云霄，而且伴随着音乐他们会舞蹈起来，最后的教唱不是我们在带动，而是孩子们带着我们欢乐地唱呀、跳呀，你会觉得你和他们一样都是孩子。听到他们欢快的歌声，那天真无邪的微笑，多想让时间停留在这一刻，让中非的友谊停留在这一刻！

活动五，陪孩子们画一幅中非友谊图，写几个中国"方块字"，说几句中国话。放射科樊增医生和麻醉科朱方方医生的周围同样围着一群快乐的孩子：个个都是天才小画家呢，你们难道去过中国？一定没有，可你们确实画出了天安门，还有那城门上高高飘扬的五星红旗。我分明已经感觉到了你的心跳，感觉到了你的祈求，愿构建人类命运共同体的倡议能让你们也同样走向兴盛！

活动六，给孩子们上一堂健康知识普及课。来中非前，就看到过非洲儿童遭受性侵的报道，由于生理卫生知识的缺乏，过早生育和感染性传播疾病很常见。妇科张君莉医生在这次活动中给儿童村大龄儿童上了一堂生理卫生课，让她们注意保护自己，让她们能健康成长。虽然只是这一群孩子接触了这方面的知识，但我们也希望她们能告诉更多的孩子，如何保护自己，度过一个欢乐的童年，而不是过早地承受孕育另一个孩子的家庭之重。

时间的脚步总是那么匆忙，不经意间，当所有人还意犹未尽时，我们的活动就要结束了。孩子们呀，请继续保持你们那纯真又欢快的童心，我们会经常来看望你们。哦，不是你们感谢我们，是我们要感谢你们，哦，没有你们、我们之分，我们心贴心，永远在一起！

再见，SOS儿童村！

汉语搭桥，联通人心：
援南苏丹医疗队探索海外汉语教学

吴怀国（安徽省第二人民医院）

第 8 批援南苏丹中国医疗队队长

从 2012 年中国向南苏丹派出医疗队以来，中国医护人员的精湛技术和良好医德，受到南苏丹政府和人民的广泛赞誉。第 8 批援南苏丹中国医疗队自 2019 年组队以来，秉承医疗队光荣传统，创新工作内容，扩大对外影响，更好地服务"一带一路"建设和中非合作，不断深化中南友谊。

满目疮痍，任重道远。南苏丹 2011 年建国，是世界上最年轻的国家，局部冲突不断，经济发展滞后，基础建设薄弱，虽然有所耳闻，但当医疗队走出机场，被眼前的场景所震惊——尘土飞扬的马路、低矮破旧的房屋、牛羊横穿城市主干道、围墙上的弹痕……这就是我们未来 1 年生活、工作的城市——朱巴。艰苦不能动摇医疗队队员完成任务的信心，危险不能阻挡医疗队队员前进的步伐，这里需要中南医务人员共同努力，解除疾苦，守护健康。

一勤天下无难事。南苏丹官方语言虽是英语，但普通百姓大多说阿拉伯语，医疗队每个临床专科配备一名当地医生助理，负责将患者的阿拉伯语翻译成英语。由于中非文化差异，助理的翻译难以实现医患间无障碍沟通，影响了诊疗活动的有效开展。第 8 批援南苏丹中国医疗队在国内集中培训时就高度关注医患交流问题，到南苏丹后发现朱巴教学医院的医务工作者学习汉语的积极性非常高，希望能与中国医生充分交流。医疗队决定用汉语培训破解语言障碍，在朱巴教学医院的鼎力支持下，中国医疗队组织的第一届汉语培训班于 2021 年 5 月 7 日开班授课。

术业有专攻，隔行如隔山。医疗队队员讲医学知识轻车熟路，信手拈来，个个是专家。汉语培训从学拼音开始，同时需要讲解人文历史，中国历史文化源远流长，在异国他乡，如何在短暂的培训课时内用英语讲懂、讲透中国文字、中国文化，的确是个难题。

专心致志，精雕细琢。根据培训计划，每位队员负责不同的汉语教学。接到中国历史的带教任务后，我立即查找资料、阅读文献、下载图片，明确每个朝代的起止时间、人物特点、经济文化及上下朝代间的关联，总结归纳后开始制作幻灯片，以时间为轴线，围绕各个朝代地图展开，图文匹配，两周后顺利完成幻灯制作。依据每张幻灯片，撰写中英文对照教案，开场、导入、展开、强调、总结，精确分配时间，上下幻灯片间有序衔接，突出重点，深入浅出。最后1周，一边背诵教案，一边优化幻灯片，确保能通俗易懂地向南苏丹学员展示中国历史。

台上十分钟，台下十年功。5月21日上午10点，由我主讲的"中国历史简介"正式开讲。9点半，朱巴教学医院的学员来到教室，他们对汉语渴望的目光、求知的精神鼓舞激励着我。站在讲台上，我心情紧张、激动，紧张的是不知是否能将20天准备的课程顺利呈现给南苏丹的同仁们；激动的是为能在朱巴教学医院传播中国文化感到无比自豪。教室里座无虚席，鸦雀无声，只有我的讲课声音，萦绕课堂。

一分耕耘，一分收获。两小时的授课很快结束，学员们意犹未尽，期待掌握更多汉语，期盼学习更多中国文化。两小时无法展示五千年中国历史文化的全貌，不期望学员掌握所有授课内容，只希望能够为学员今后进一步深入了解中国历史文化打开一扇窗。坚持过、努力过，总会留下文化的痕迹。第8批援南苏丹中国医疗队在朱巴教学医院迈出了教授汉语的第一步，虽然困难重重，但不能阻挠我们坚定的信心，汗水注释了我们辛勤的付出，使命激励着我们前进的步伐。

汉语搭桥，文化为媒，人心相融。医疗队开展第一届汉语培训班获得了南苏丹卫生部、中国驻南苏丹大使馆的高度赞扬，赢得了朱巴教学医院同仁的一致认可。医疗队不仅是医疗援助的践行者，也是中国文化的传播者。在南苏丹开展汉语培训，以语言为依托，拓展医疗援助范围；以文史为纽带，发挥民间大使作用，促进中南医学深入交流，为中南友谊贡献力量。

一朝援非，十载友谊

——记我和非洲同事的二三事

黄志华（厦门大学附属中山医院）

第 13 批援博茨瓦纳中国医疗队队员

2023 年是中国援外医疗队派遣 60 周年。60 年间，一批批中国医护人员薪火相传，步履不停，把智慧和汗水洒在万里之外，共 3 万多人次参与其中。我很荣幸作为其中一员，不禁回忆起在非洲工作的那一千多个日日夜夜。我曾于 2012 年 2 月至 2015 年 3 月在非洲博茨瓦纳执行援外任务，翻看过往日记，查看短信留言，抚摸着旧照片，思绪飘回了非洲大地。

帅帅和靓靓的故事

巴亚妮（化名）来自博茨瓦纳卡拉哈里沙漠，是我工作 3 年的博茨瓦纳仰加圭转诊医院新生儿科同事，她是个乐天派，整天带着笑容，常常用搞笑来活跃气氛，尽管她有不幸的人生。她告诉我自己从没见过父亲，母亲在她 15 岁时就过世了，她没有兄弟姐妹，是和外婆、舅舅、阿姨们一起长大的，所以她希望能多生孩子，能有个热热闹闹的大家庭。所以当得知她流产多次后好不容易怀上双胞胎时我真心为她感到高兴，也教了她很多孕期营养知识。她受了很多苦，终于在孕 28 周早产分娩下一对龙凤胎，女婴出生体重仅 730 克，男婴出生体重仅 1 090 克。巴亚妮请我们给孩子们取了中国名字，女娃叫"靓靓"，男娃叫"帅帅"，这对龙凤胎倾注了我们医疗队的关注和爱。我每天一上班就过去查看这两个孩子，姐弟俩一度体重下降至 630 克和 900 克。在非洲缺医少药的情况下，我用中国传统的小儿推拿方法坚持天天给孩子做按摩。

万幸的是，在我们中国医护人员的努力下和妈妈巴亚妮的精心照顾下，双胞胎闯过了体重低下、黄疸等重重关卡，在新生儿保温箱中住了 77 天，体重达到了 1 700 克，顺利出院啦！那是我在非洲工作 2 年多来见到的首例极低体重儿康复出院的，我亲热地称他们为"lucky babies（幸运宝贝）"。在他们出生百天纪念日时，我亲手做了个生日蛋糕和同事一起为巴亚妮庆祝，因为我知道她没时间、没钱也没精力来筹办生日聚会。

2015年5月10日是帅帅和靓靓1周岁生日（那时我已经完成援非任务回国了），巴亚妮通过互联网给我传来龙凤胎的照片。巴亚妮告诉我姐弟俩发育正常，已经能推着小凳子走路啦，弟弟长了6颗牙，姐姐还没长牙……感叹生命的奇迹，祝福他们一家。

再往后，几乎每年我都能收到远方发来的祝福和照片，我也见证了这对龙凤胎姐弟俩一天天地茁壮成长，知道他们上幼儿园啦，上小学啦……如今他们已经9岁啦，姐弟俩的合照是在学校的生日派对上，帅帅调皮聪明，靓靓漂亮腼腆……我好欣慰，深深地为我的工作而自豪，国有界，爱无疆。

"喜欢你"的故事

今天我收到非洲同事西凡妮（化名）的微信。西凡妮，谐音"喜欢你"，是位聪慧善良的女性。这8年多来，我们一直保持着联系，互帮互学。在节假日的时候会收到她的问候，不时也会收到她的好消息。今天她高兴地告诉我她下个月要去大学学习护理硕士课程，毕业后就是新生儿科专科护士。她45岁，还这么求知若渴，坚持学习，我很为这位好朋友感到高兴。遥想当年：她教我英语和博茨瓦纳语，我教她中文；我手把手地教她打留置针、吸痰、插管等护理操作，她教我做当地菜肴；我向她介绍中国传统文化，送她中国风礼物，她带我参加当地的婚礼、教我跳当地的舞蹈，还帮我找了当地裁缝量身定制一套传统衣裙……在离家万里的南半球非洲大陆执行援非任务的我，有着语言文化差异、水土不服、思乡情绪等重重困难，但因为有非洲朋友的真诚帮助，工作生活就变得丰富而愉快。

赠人玫瑰，手留余香。尽管在非洲工作生活不易，但如今留在记忆里的是同事间温暖的情谊，是抢救成功后的喜悦和自豪，是非洲孩子们天真无邪的笑容，是对人类命运共同体的美好向往……一朝援非，终生不悔。

悠悠岁月，难忘中突友好人士

——哈达夫人

谢勤英（赣州市妇幼保健院）

第 20 批援突尼斯中国医疗队让都巴分队队长

在突尼斯让都巴大区医院两年援外医疗期间，我结识了当地的中突友好人士——哈达夫人（化名）。哈达夫人聪明伶俐、美丽善良、厚道智慧，她对中国援外医疗队有着深厚的感情，令我终生难忘。我讲述的哈达夫人的动人故事，仅是一个缩影而已。

在援外医疗队培训中心期间，我就听说了哈达夫人，当我到达让都巴第一次见到她的时候，瞬间被她脸上的笑容和身上散发的气质、魅力深深感染。

慢慢地，我了解到，哈达夫人的丈夫是位军人，年轻时来过中国学习，对中国有着美好难忘的印象和感激之情，后来他成为让都巴省大区的领导，因劳累过度英年早逝，哈达夫人成了遗孀，但她坚强地把儿女养大。哈达夫人年轻时就与中国医疗队结下了深厚的友谊，几十年来，一批又一批援外医疗队伍，她都热情接待，格外亲切，视如家人，我在突尼斯的两年深有感触。她邀请我们医疗队到她家做客，让我们享受到了美妙的阿拉伯文化和中国文化的交融与温馨，她的家像是中国医疗队的"俱乐部"，医疗队也成了她最牵挂、惦念的地方。我累了就在哈达夫人家休整，彼此像姐妹一样相处。还有一次，我生病躺在床上，她拖着不是很方便的腿送来了亲自煲的营养鸡汤（放了当地的滋补草药），送来我最喜欢吃的新鲜咸橄榄，当时我的泪水夺眶而出……

我们有一名队员在援外期间父母亲相继去世。听到噩耗的那一刻，她悲痛万分，朝着东方，面向中国长跪不起。哈达夫人赶来也陪伴，并且手牵着手安慰她，抱着她，为她擦拭眼泪，温暖着她的双手！

哈达夫人经常会来医疗队里看望着我们。只要医疗队有什么合理化建议，她都笑脸相迎。需要她帮忙的所有事情，她都非常积极。例如，教我们买菜、带我们去达巴卡海边游览，带我们去买橄榄油和挑选红珊瑚。队里的菜地需要肥料的时候，她就同我们联系拉牛粪的地方，帮助我们菜地里施肥……每逢中国佳节，医疗队都会热情地邀她共度。她每次都带着亲手做的精品大菜，阿拉伯的古斯古斯、阿拉棒、坚果鸡、鹰嘴豆泥沙拉，还有大蛋糕等，现在想起来都嘴馋。2013 年、2014 年的两次国庆节，医疗队都邀请了哈达夫人共同参加中国驻突尼斯大使馆国庆宴会，共同举杯中国白酒和突尼斯葡萄酒，享受着中突友好文化的交流。

两年援外医疗工作就要结束了，快要回国了。哈达夫人非常难过，因为这一别不知何时再相见！那几天，哈达夫人每天都到队里来见大家，她总是眼泪汪汪不说话，我理解她，我知道她的难舍难分，医疗队队员们同样舍不得离开她，这种感情是深厚的、是由衷的。在难舍难分之中，哈达夫人发自肺腑地说：中国医疗队非常杰出，队员们非常优秀，我有很多的谢谢！我们不会忘记你们！历史会记住我们的友谊！祝福医疗队队员们健康平安回国，把我们美好的祝福带回家！

我在哈达夫人身上学习到了许多的美德和做人的道理，享受到了她给予的关心，感悟到了爱的伟大，情的崇高！我们永远是姐妹，我们的友谊永远芳香！中突友谊之花永远绽放鲜艳夺目的光彩！

难以忘记的那些人

——援塞舌尔记忆

鲁士友（山东中医药大学附属医院）

第 17 批援塞舌尔中国医疗队队员

援外注定在我的人生中写下重重的一笔，不仅转变了我的很多观念和思想，也使我的从医之路更加开阔。既见证了中国作为大国的责任担当和影响，也深刻体会到中医在海外面临的机遇和挑战。

2018 年 9 月 14 日至 2020 年 9 月 26 日，是我所在的第 17 批援塞舌尔中国医疗队执行医疗援助任务的两年，我作为其中的一名针灸医生经历了很多，特别是首次在异国他乡工作的担忧和渴望，但是两年中一步步走过来，在国家的支持和队员们的团结努力下，医疗队克服种种困难，圆满完成任务，经历了酸甜苦辣，也留下了很多难忘的瞬间。在那两年中，一些人和事也成为永远的记忆，那些美好的瞬间成为我们和塞舌尔人民友谊的见证。

对针灸特别感兴趣的小姑娘

中国驻塞舌尔大使馆每到春节前会举办一次"中国日"的活动，充分展现中国特色文化，中医药文化也是其中之一，我们医疗队全体队员参加中医文化展示活动，主要通过视频、图文资料和中医治疗工具的形式展示。展台周边围满对针灸、拔罐、耳穴压豆等充满好奇的塞舌尔民众。当天有一位塞舌尔小姑娘一直在注视我们的每一件展品，久久不肯离去，她的手里拿着我们送她的具有中国特色的香囊、小挂件等礼物，但是她最感兴趣的还是针灸是怎么治病的？通过压耳朵也能治病吗？当时我负责针灸部分的简单讲解，尽量用通俗的语言解释她一个又一个问题，并且举例：按压耳朵上"胃"这个穴位可以治疗胃病。小姑娘听得很仔细，我不清楚她真正理解了多少，但是我能从她的表情中看到她对神奇中医的求知欲，现在她那活泼可爱的笑脸还不时地出现在我的脑海里。我们多么希望塞舌尔能够走出一名自己的针灸医生。

“中医粉”——一位俄罗斯籍的母亲

援外最大的问题可能就是语言关，我们通过出国前的培训和到达塞舌尔后的适应，已经能够顺利与患者进行英文交流，但总会有特殊情况，如有些患者也不会太多英文怎么办？一位俄罗斯籍的母亲，她的儿子在塞舌尔工作，每年她都会去塞舌尔看望儿子，颈椎病发作一个偶然的机会被中国医疗队通过针灸缓解了症状，从此她就成了“中医粉”，每年到塞舌尔都会找中国医疗队调理她的身体不适。我们首次接诊，她的症状是头痛、肩背痛和腰痛，影响睡眠，但是这些症状都是她的儿子告诉我们的，因为这位母亲不会讲英语，所以如果没有儿子陪同就诊，她就会带一张记录着症状变化的纸，交给我们针灸医生，以便进行下一步的治疗。通过这些文字我们能够了解她的症状改善情况和新的问题。这种交流和治疗大约持续了1个多月，她的症状也有了很大的改善，回俄罗斯之前的最后一次治疗，她的儿子告诉我们，他的母亲还会再回来，因为她非常相信中医，相信中国医疗队。

老朋友——一对塞舌尔夫妇

援塞期间，医疗队与很多塞舌尔人成了朋友，各行各业都有，我们的同事、助理、患者等，但是有一对塞舌尔夫妇在我的记忆中最深刻。这对夫妇与我们很多批医疗队队员有着深厚的友谊。妻子是塞舌尔当地人，丈夫是法国籍，他们住在马埃岛的南部，而我们针灸单元在马埃岛的北部，每次就诊他们都要乘坐很长时间的公交车。丈夫只讲法语，英语仅会简单的问候语，妻子精通法语、克里奥尔语和英语。到我们这一批医疗队，他们已经80多岁了，但是这对夫妇很健康、很开朗，很愿意和我们交流，治疗之余我们常坐在一起随便聊聊生活的事情，顺便还可以学习一些简单的法语、克里奥尔语。有时候他们到针灸单元不是为了治疗，仅仅就是在那里跟我们坐一会儿，与我们说说话。有一次，他们的一句话让我记忆深刻："我们到这里来跟你们说说话就会感觉心情很好。"这不正是我们中医的魅力所在吗？回国前夕，夫妇二人专门到针灸单元为我们送行，也留下了具有纪念意义的一张照片。

现在我们回国已近 3 年，回首那两年仍有太多的记忆清晰地浮现在脑海里，异域的风土人情、国家的全力支持、国家驻外机构的无私帮助、华人华侨的热情接待、队员之间的深厚友情，以及我们单位无微不至的关怀和帮助，正是有这些坚强的后盾和当地人民的朴实、善良和热情，我们才能圆满完成援助任务，有一些人和事才能永远留在我们心中……

永远的缅怀

王东海（驻马店市中心医院）
第 12 批援埃塞俄比亚中国医疗队队员

"梅庚年大夫，1924 年 10 月 15 日生于中国河北省易县。1938 年参加抗日战争。1947 年毕业于军医大学。曾任医师、院长等职。1958 年被聘为中国医学科学院心血管研究委员会委员。1974 年 3 月 29 日受中国政府派遣来埃塞俄比亚，任中国援埃医疗队队长。1975 年 8 月 11 日，在为中国救灾医疗队去加木戈法省做准备工作（途）中，不幸以身殉职。无产阶级国际主义战士梅庚年大夫永垂不朽！中国援埃医疗队敬立，1975 年 9 月 1 日。"这是一块墓碑上的碑文，不同寻常的是，这块墓碑不是立在中国的大地上，而是立在了埃塞俄比亚一个偏远的小城。清明时节，在异国他乡为我们的先烈扫墓，自然成了我们每个援外医疗队队员的最大心愿。

2004 年 4 月 2 日一大早，第 12 批援埃塞俄比亚中国医疗队队员代表一行 7 人，在队长王庆霖的带领下，从医疗队驻地出发，驱车 500 多千米，历时近 10 个小时，终于到达了梅庚年大夫的安葬地——季马市。一路上山路崎岖难行，颠簸难耐，车内队员们失去了往日外出时的兴奋与喜悦，个个心情沉重，此情此景，虽无"清明时节雨纷纷"的景象，却有"路上行人欲断魂"的悲凉。

4 月 3 日上午 8 时，我们来到梅大夫的墓地，它位于季马市东北侧一座小山的半山腰处，坐东朝西，墓地面积约 400 平方米，呈南北稍长的长方形，四周是苍翠高耸的松树，犹如一道绿色的围墙，共 51 棵松树，不知是有意还是巧合，这个数字正好是梅大夫的寿辰；墓地中央坐落着一圆形坟茔，直径约 2 米，墓高约 1.8 米，墓顶为半球形；距墓前半米有 3 块碑，中间一块高约 1.5 米，碑文为汉语，紧靠两边的两块碑高约 1 米，碑文分别是英语和当地语，距墓前约 3 米处，还有一块碑，是河南省卫生厅于 1999 年 8 月 11 日为纪念梅大夫因公殉职25周年而立，碑文是"白衣战士的楷模，中埃友谊的使者"；站在墓地眺望，白云、群山、市景尽收眼底。见我们一群中国人来到墓地，不一会儿就有数十名当地群众聚了过来，友好地和我们打招呼；当他们得知我们带来水泥和沙子要修缮坟墓时，便热心地为我们请来了当地的一位老泥工帮忙；当看到打扫得干干净净的墓地时，我们首先想到的是那位志愿义务为梅大夫护墓近30年的老人，虽经四处寻找，却不见老人，经询问得知，那位护墓老人已于1个月前不幸谢世，老人临终前把护墓任务交给了自己的子孙；更让人感动的是，在我们修缮坟墓时，许多当地人自发地在墓前献上了自己用树枝和鲜花编成的花圈，虽然语言不通，但足以使我们感受到当地人民对梅大夫的崇敬之情。上午11时，我们按照中国的习俗，在墓前摆放一些食品、水果、啤酒等，并在摆满鲜花的墓前举行了简短的祭奠仪式，由王庆霖队长宣读祭词后，全体队员向梅大夫三鞠躬，此时此刻，我们有许多心里话想说，但当我们面对牺牲的先烈时，千言万语却变成了无言的泪水。

来也匆匆，去也匆匆。我们带着仰慕之情离开墓地，重又踏着梅大夫的足迹，坚定不移地走上了他未竟的行程。梅大夫，您安息吧！我们第12批医疗队全体队员，一定会在您的国际主义精神鼓舞下，克服困难，不怕牺牲，以精湛的医疗技术，积极进取，努力工作，为埃塞俄比亚人民的健康服务，为增进中埃友谊服务，圆满完成党和人民交给我们的援外任务。

（来源：2004年10月，《医药卫生报》，已获得授权使用）

弘扬中医文化，传播中非友谊

任　珍（湖南中医药大学第二附属医院）

第 23 批援塞拉利昂中国医疗队队员

中医药文化是我国独特的文化，也是中医药走出去的重要载体，只有让世界人民了解、接受中医药文化，才能逐步接受中医药的治疗。治病救人是中医药文化的关键属性和核心理念，在中医理论指导下应用中药、针刺、艾灸等技术更好地为患者服务，以术载道、以术弘道是援外医疗队的宗旨。

我国从 1963 年开始向非洲派遣援外医疗队，湖南省从 1973 年开始派遣援外医疗队，多年来，队员们一直践行"不畏艰苦、甘于奉献、救死扶伤、大爱无疆"的中国医疗队精神，以仁心仁术造福当地人民，以实际行动讲好中国故事。很荣幸，我也成为第 23 批援塞拉利昂中国医疗队的一员，为弘扬中医药文化贡献了一点微薄之力。

治病救人是中医药文化的关键属性和核心理念。在中国援外医疗队队员多年的努力下，中医药文化在当地居民的心中逐渐从陌生到熟悉，从被动接受到主动吸收。

2021 年底，我一到塞拉利昂就有学生赶到中塞友好医院来跟诊，他叫阿齐兹（化名）。中文不好的他，主动到塞拉利昂大学孔子学院学习中文，因为家里贫困，他需要边跟诊边打零工贴补家用。阿齐兹在跟我熟一点后很腼腆地问我，"任医生，我有位对中医感兴趣的朋友，请问他能和您一起学习吗？""当然欢迎啊，只要是对中医感兴趣的都可以过来跟诊学习！"我毫不犹豫地说。在得到我的许诺后，学生们接踵而至。

主动来学习的学生们多了，又有了新的问题。原来中医诊室已经放置了三张床，还有一个护士，平时不间断还有些实习和见习的学生，再加上 6 个塞拉利昂医学与健康科学联合大学和弗拉湾学院孔子学院的学生后，诊室都没地方站了。为了解决这个问题，我只能在看诊结束后，约一个下午固定给他们讲学。从四总穴歌到二十四总穴歌，学生们学得津津有味，不但把二十四总穴歌背得朗朗上口，还积极践行，凡是自己家里人或朋友身体有不适，都会先来问我："中医可以治疗吗？"其中有个小伙子，腹痛多年，做 B 超也没发现问题，一直吃止痛药效果也不好。经过查体，我发现患者右下腹有轻压痛，按诊腹直肌、右腹外斜肌僵硬，考虑腹直肌、腹外斜肌为患肌，用浮针扫散同时辅助再灌注运动，5 分钟后让他起身自己活动并按压腹部，小伙子惊讶地说，"疼痛消失了，好神奇啊！"

在中塞友好医院门诊工作之余，我始终记得"授人以鱼，不如授人以渔"的道理，经常利用休息时间教医院的医护人员一些中医外治疗法。护理部主任因为急性腰扭伤痛得受不了，接受针灸治疗后立即缓解，这使她对中医产生了浓厚的兴趣，经常到中医诊室操练拔罐、刮痧、艾灸等外治疗法。在国际护士节当天，她还特邀我为塞方医护人员进行专场培训。

我很庆幸，在我的努力下，越来越多的人接纳了中医，并爱上了中医。郑易里是孔子学院的学生，2023 年 3 月到赣南师范大学留学，他说他以前的梦想是到中国留学，学好中文后回到塞拉利昂做中塞友谊的"螺丝钉"。学了中医后，他希望能够成为一名中塞友谊的翻译、传播者和中医师，用小小的银针为自己家乡的亲朋好友减轻病痛。

中医要走向世界，世界需要中医。如果能在全世界范围内推广中医，推广中西医结合，中西医两条腿走路，会大大提高人类的防病治病水平，从根本上保证人类健康。中医药已成为中国与东南亚国家联盟、欧洲联盟、非洲等地区和组织卫生经贸合作的重要内容，成为中国与世界各国开展人文交流、促进东西方文明交流互鉴的重要内容。

我希望，中医针灸也能在塞拉利昂生根发芽，茁壮成长，为当地老百姓谋福利，为中非搭建友谊的桥梁。

巴布亚新几内亚新生男婴的母亲说：
请中国医生刘振球给孩子取一个中国名字

袁儒青（重庆医科大学附属儿童医院）

常碧罗（《人民日报》记者）

5月16日是第11批和第12批援巴布亚新几内亚中国医疗队副队长、重庆医科大学附属儿童医院新生儿科刘振球副主任医师在受援国莫尔斯比港总医院（以下简称"莫港总医院"）工作的第798天。这天他开展的新技术——新生儿呼吸机辅助通气，获得可喜成效，成功救治了一例严重呼吸衰竭的新生儿，患儿顺利康复出院。

在患儿出院庆祝活动中，孩子妈妈专门写了一封信表达了自己的感激之情，并请求来自中国的医生刘振球给孩子取一个中国名字。经过慎重思考，刘振球给孩子取名为"泰乐"，寓意"否极泰来，平安喜乐"，患儿父母非常喜欢这个名字。

4月21日凌晨1点15分，一位孕妇腹中胎儿出现宫内窘迫，医生为其进行紧急剖宫产手术，孩子出生时存在重度窒息，当地医护人员在手术室持续对其复苏抢救1个多小时，于当天2点40分送入新生儿科进一步住院治疗。

孩子住院后病情越来越重，在第3天时血氧饱和度下降到了60%～70%。这对于孩子来说非常危险，严重低氧血症会导致多脏器损伤，而且随时有心跳呼吸骤停死亡的风险。刘振球医生决定立即给患儿启动呼吸机治疗。

这是一台特殊的呼吸机，是由刘振球医生不久前组装、当地医院第一台可以正常运行的新生儿呼吸机。刘振球在支持莫港总医院期间，发现没有可用于新生儿的呼吸机，于是在当地医院的库房找到了呼吸机主机，但配套的新生儿呼吸管路和湿化器一直没有找到，他便向国内派出医院——重庆医科大学附属儿童医院求助，历经2个月的辗转才收到从中国重庆寄来的合适的呼吸管路和湿化器。经过刘振球的反复调试，这个新生儿呼吸机成功完成组装。也因为这个呼吸机，泰乐脆弱的生命有了保障。

新生儿科迅速成立了专门的救治小组，在刘振球的带领下，医护人员对泰乐进行了气管插管等一系列治疗工作。随着呼吸机开始正常运转，泰乐的面色很快由发绀转为粉红，血氧饱和度由 60% 上升到 90%，其他重要生命体征也重回正常范围内。看到如此神奇的改变，满头汗水的同事们不由自主地鼓起了掌，为呼吸机辅助通气这项新技术的成功开展喝彩，也为孩子的好转加油打气。

经过医护人员的精心治疗和照护，泰乐的呼吸一天天好转，上机 7 天后，泰乐成功脱离呼吸机开始自由呼吸。看到孩子脱离呼吸机那一刻激动得泪流满面，孩子母亲握着刘振球医生的手不停说谢谢，特别谢谢中国医疗队。

刘振球医生擅长各种新生儿危急重症的救治。他于 2021 年 3 月来到巴布亚新几内亚的莫尔斯比港，为了有效降低莫港总医院的新生儿死亡率，主动选择留任 1 年。刘振球深知，新生儿呼吸机辅助通气是救治新生儿的关键技术之一，如果不能有效开展，将导致当地极高的新生儿死亡率。如今新生儿呼吸机辅助通气技术的顺利开展，让刘振球离梦想更近一步，相信可以挽救更多呼吸衰竭患儿的生命。

"作为一个母亲，我被恐惧和不确定所淹没，但您的从容和专业给了我希望和安慰。我非常感谢您在那些关键时刻对我孩子的付出和照顾。我还要感谢整个中国医疗队来到巴布亚新几内亚提供了如此重要的帮助。你们的善良和无私没有被忽视，我希望你们继续帮助这里的人。"

读着孩子妈妈写的感谢信，刘振球医生不禁泪眼婆娑。这正是他参加援外医疗工作的意义所在，积极发扬"不畏艰苦、甘于奉献、救死扶伤、大爱无疆"的中国医疗队精神，为构建人类卫生健康共同体而不懈努力。

在太平洋岛国有句谚语："一颗花蕾将孕育出千百万个果实。"中国医疗队也在这片沃土上种下了一颗"百香果"的种子，一起经四季、历风雨、共成长，正在开出美丽灿烂的花朵，将会结出丰硕的果实。

（来源：2023 年 5 月 29 日，《人民日报》，已获得授权使用）

我在非洲做中医

张　婷（西安市中医医院）

第5批援马拉维中国医疗队队员

我作为第5批援马拉维中国医疗队队员，日前完成为期1年的援外医疗任务，顺利回国。回想起在马拉维的点点滴滴，仍历历在目。

我是援马拉维中国医疗队的首位中医专业队员。

医疗队队长把我们全队医生的信息及联系电话都发到当地的华人商会聊天群中。"这一批医疗队来了个中医大夫"的消息，很快在首都利隆圭的华人圈子中不胫而走。当地华人兴奋不已，经常前往驻地向我咨询和寻求治疗。在得知治疗免费，并且还有免费药品领取时，他们更开心了，我也因此常常收到他们的谢意。当地一位华人患者听其他医疗队队员说起我这个"小馋猫"最爱的是蛋糕，便亲手做了一个心形的蛋糕送给我。我捧着蛋糕，觉得仿佛捧着一颗沉甸甸的、真正在跳动的心。

作为第一位前往马拉维的中医医生，我收获了大使馆及当地华人满满的认可。传统医学源远流长，华人对于中药、针灸的疗效是了解和信服的，为同胞治疗时我没什么特殊的心理压力。但是，当地马拉维人民认可中医吗？他们愿意尝试吗？

很快，我迎来了第一位非华裔患者。她是南非驻马拉维的一位女性大使，主要症状是肩背部不适和失眠。由于工作忙，她每周只能接受两次治疗。根据她的情况，我为她量身打造了一套方案：每周两次的治疗时间，给予针刺、拔罐及按摩手法等治疗；非治疗日给予耳穴治疗以持续疗效。大使欣然同意，十分配合地完成了首次治疗。

3天后，大使来复诊，见面就给了我一个大大的拥抱，连声赞叹："中国医学真是太神奇了！我的脖子、肩膀和脊背都不太痛了，晚上也能睡个好觉了！"

我也觉得无比激动，心中的骄傲油然而生，为祖国中医文化博大精深、为我向外国友人传播和展现了中医的神奇疗效而自豪。经过数次治疗，这位大使肩背疼痛的症状得到了明显缓解，睡眠质量也显著改善。

以前，我虽然对自己的工作有把握，但不确定是否会因为体质差异而影响治疗效果。这一次的成功，让我为国际友人治疗的信心大增，再接诊外国患者时底气十足。

（来源：2018 年 6 月 25 日，《健康报》，已获得授权使用）

留下一支"带不走的医疗队"

——向当地医院赠送自编医学教材

蒲更藏（青海省人民医院）

第 21 批援布隆迪中国医疗队队员

2023 年 5 月 23 日，第 21 批援布隆迪中国医疗队向布隆迪穆邦达综合医院赠送自编医学教材——《床旁超声临床应用指导》，助力当地医疗卫生事业发展。

第 21 批援布隆迪中国医疗队自 2022 年 7 月抵达布隆迪开展援外医疗任务，在当地医院开展手术示教、专业培训、疑难会诊时，发现充分发挥医疗队超声专家的优势，以问题导向的、多目标整合的动态评估和监测手段，为当地医护人员开展超声临床应用系统性讲解和培训，对破解当地医护人员因医疗资源匮乏导致的日常诊疗中疑点难点问题具有现实意义。

布隆迪医疗资源匮乏，全国公立医院仅有 4 台 CT 机，所以超声技术在当地医疗诊疗过程中具有重要作用。为切实提高当地医护人员超声诊疗水平，医疗队针对当地超声临床应用教材严重缺乏的实际情况，在总结当地医护人员工作习惯特点和诊疗经验的基础上，历时 7 个月编纂翻译完成这本切合当地实际的中法双语床旁超声工具书——《床旁超声临床应用指导》。

《床旁超声临床应用指导》由布隆迪穆邦达综合医院院长法布里斯与第 21 批援布隆迪中国医疗队总队长孙斌共同作序，医疗队超声科专家余婧婧主编，医疗队 3 位随队翻译进行法文版翻译和审校，全体医疗队队员共同努力完成。

全书共 6 章 54 节 200 余页，图文并茂，针对当地疾病谱深入浅出、系统全面地介绍了床旁即时超声在各个器官系统的运用，内容涵盖急诊、创伤、儿科、妇产科等专业，以及超声介入的操作方法、步骤。该书籍可作为当地医院开展超声临床技能培训的规范化教材，也可作为当地医护人员自我学习和日常诊疗的参考工具书，为助力当地医院人才培养、学科发展、医学教育更加专业化、规范化提供了有力保障。当地医院高度重视，称这本教材很实用，对当地医院来说是"雪中送炭"，并向医疗队表达了感激之情。

孙斌表示："授人以鱼，不如授人以渔。只有把知识留下、把先进理念留下，才能真正提高当地医护人员的诊疗水平，让当地人民享受更好的医疗服务。希望通过带教交流，为当地留下一支'带不走的医疗队'，推进医疗合作，深化两国友谊。"

（来源：2023 年 5 月 26 日，《青海日报》，已获得授权使用）

中国中医

——守护健康践行友谊

张艳虹（中国中医科学院西苑医院）

援柬埔寨中医抗疫专家组医疗队副队长，第 1 批援柬埔寨中医抗疫医疗队副队长

2022 年 3 月 15 日，中国中医科学院西苑医院的大会议室里人头攒动，一支由 16 名队员组成的援柬埔寨中国医疗队在这里集结，踏上了去往柬埔寨金边的行程。此时他们并不知道几个月后在 3 000 多千米外的异国他乡，"中国医生"和"中医"会成为家喻户晓的名片。

在这一年中，医疗队接诊了在柬华人华侨，当地民众甚至世界各国在柬的人民，患者年龄横跨不足一岁的婴儿和年逾九十的老人，患者阶级从底层民众覆盖到皇室政要，其间涌现了很多感人的故事和瞬间。一次日常的陪诊，护士无意间记录下患者小家林（化名）与援柬医生执手相视的一刻。

彼时援柬埔寨中国医疗队已在柬埔寨开展抗疫及医疗服务两月有余，因为疗效确切，在金边颇有名气，每天都有很多患者慕名而来，小家林就是其中之一。小家林来就诊时刚满 6 个月，是医疗队接诊的年龄最小的患者。他的爸爸是中国人，妈妈是柬埔寨人。婚后年轻的妈妈接连生下姐弟三人，小家林是家中的老幺。虽然他年龄小，却因为早产，是一位"老"患者，小家林刚出生就感染了新型冠状病毒，才出产房就入病房，又在住院期间意外被发现患有心功能不全、先天性心脏病，康复后立即进行了开胸修补手术，术后继续心脏康复治疗。就这样一直住院的小家林第一次回家已经是在出生 3 个月后了，却并没有彻底远离疾病，长期住院加上母亲身体虚弱无力看护，他又出现了严重的皮肤病变，一直不能改善。当他的爸爸看到金边来了中国医疗队的新闻时，就赶紧和妻子来到了医疗队驻扎的考斯玛中柬友谊医院中医门诊求助。

接诊医生看到小家林时心情很沉重，这个不满 1 岁的可爱的孩子身上、头上到处是破溃、脱屑，那些细小的伤口上还在不停地渗出淡黄色的液体，皮肤皱褶和头皮上还可以看到一簇簇的细小皮疹，这是典型的婴儿湿疹，常见于低

月龄婴儿，属于一种过敏性皮肤病，随着年龄的增长，多数患儿病情都能够得到控制。小家林已经过了高发月龄，他的湿疹迟迟没有好转反而愈演愈烈。小家林爸爸愁眉苦脸地问道："大夫，您看这孩子的身体不好，有啥好办法吗？我们看着心疼，他经常哭呀，我媳妇身体本来就虚，带着他更累了。"婴儿湿疹家庭护理最重要，接诊后医疗队首先对小家林的生活环境和日常护理进行详细询问，然后对他的父母进行了生活指导，嘱咐他们做好家庭环境卫生清洁工作、勤换寝具、做好小家林的身体清洁和保湿。为了让他更快恢复，医生同时开具中药外洗帮助改善症状。

年轻的小家林妈妈接连生产、陪护，身体极度虚弱，为了从根本上解决问题，接诊医生又给小家林妈妈开具了中药调补身体，让她尽快恢复健康，并且嘱咐爸爸要体谅妻子的不易，力所能及地参与到孩子的护理当中。就诊结束后小家林好奇地抓住医生的手，脸上洋溢着笑容，仿佛从这一刻疾病的阴霾开始散去，他睁大眼睛看着医生好像在说"谢谢"。小家林的妈妈不会中文，抱着孩子还不忘行合十礼表达感谢，小家林的爸爸差点落泪，说道："感谢中国医疗队，我们感觉终于有了依靠。"2周后，医疗队电话联系了小家林的爸爸，他说孩子妈妈身体比之前"有劲"了，小家林的皮疹也在逐渐消退，笼罩在全家人头顶的"乌云"终于散开了。

随着中医门诊的患者越来越多，"中国医生"和"中医"成为柬埔寨家喻户晓的两张名片，成为践行中柬友谊的桥梁纽带，成为推动构建新时代中柬命运共同体的重要力量。援柬埔寨中国医疗队是我国派出的整建制中医援外医疗队，11名中国中医科学院西苑医院的医务人员是医疗队的骨干成员。2023年是中柬建交65周年、中国援外医疗队派遣60周年，医疗队以考斯玛中柬友谊医院中医门诊为支点，结合当地需求和自身专业优势资源，不断提升为当地民众健康服务的能力。2023年5月，为表彰医疗队在柬埔寨作出的贡献，柬埔寨卫生大臣曼本亨向全体队员颁发了柬埔寨王国骑士勋章。大医博学、厚德济民，中医援外医疗队让中医药这一祖国的瑰宝走出国门，是守护健康、捍卫友谊的使者。

第三章

危急关头

风雨同舟，患难与共

王　兢（首都医科大学附属北京友谊医院）
第 24 批援几内亚中国医疗队队员

埃博拉病毒曾几次席卷人类。这一次身处疫区的我们，切身感受到病毒肆虐时阴沉恐怖的氛围笼罩着西非大地。

埃博拉来了

时间回到 2013 年 12 月，几内亚发现埃博拉出血热病例后，疫情持续迅速蔓延至利比里亚、塞拉利昂。2014 年的 3 月，西非暴发严重的埃博拉疫情，疫情愈演愈烈，持续升级，感染人数急剧增加，世界卫生组织宣布包括几内亚在内的西非三国为埃博拉疫区。

在得知埃博拉疫情暴发的第一时间，中国政府就开始向包括几内亚在内的非洲国家开展多次、有针对性的支持与援助，中国为帮助非洲共同抗击埃博拉病毒作着积极贡献。中国政府及时有效的各类紧急物资及经济援助，对于受援国的疫情控制和医疗事业的发展发挥重要作用。

疫情之下，中国援非医疗工作也不能间断。2014 年 8 月 16 日，我们第 24 批援几内亚国家医疗队，在几内亚宣布国家进入卫生紧急状态之时，带着祖国和人民的希望和嘱托，直面疫情，义无反顾，奔赴疫区，与几内亚同行共同抗击埃博拉病毒，坚守坚持，一战就是一年多。

与埃博拉同在

在与埃博拉病毒战斗的日子里，我们感受到疫情持续时间长、感染率和病死率高，疫情凶险复杂且难控制。

更让人紧张的是我们开展医疗援助工作的几内亚中几友好医院是疫情高发区，在此次埃博拉疫情中受到重创。

我们第 24 批援几内亚中国医疗队到达几内亚后，迅速开展全面务实的医疗援助工作。在高暴露风险的情况下，医疗队积极协助中几友好医院的临床工作，参与会诊及专家指导，保障中资机构工作人员和几内亚人民健康，得到当地同行和患者的一致好评。

同时，中国政府先后派出由重症医学专家、传染病学专家、疾病预防控制专家组成的 5 批专家组抵达几内亚，与第 24 批援几内亚中国医疗队同期开展抗击埃博拉病毒的专项援助工作。中国医疗队与专家组共同开展埃博拉疫情的防控、调研、培训等工作。每周参加世界卫生组织的西非疫情例会，分析讨论第一手疫情资料、协商制订下一步工作计划。在"谈埃色变"的日子里，第 24 批医疗队多次与专家组共同对中几友好医院进行埃博拉疫情防控流程的实地考察，提出改进意见，加强防控措施的落实，为医院提供更加专业有效的指导，为埃博拉疫情防控发挥重要的价值。

面对西非三国持续恶化的疫情和各国严重不足的防控能力，为帮助西非国家加强公共卫生防控系统建设，提升当地埃博拉疫情防控能力和技术水平，中国政府提出无偿培训西非三国 1 000 人次的公共卫生师计划。按照国家统一部署，由第 24 批援几内亚中国医疗队与北京公共卫生专家组共同组成培训团队，开展培训工作。历时两个月，我们完成了对当地卫生工作者和相关社区工作人员共 1 679 人次的培训。

埃博拉走了

2015 年 11 月 16 日，世界卫生组织报告，本轮疫情中几内亚最后一名埃博拉出血热患者治愈出院，再无新密切接触人群。

我们的援非抗疫工作获得几内亚政府和人民的赞誉，充分体现了风雨同舟、患难与共的中几情谊，为推动中几友好作出重大贡献。

今后，我们将继续致力于促进几内亚医疗事业的发展、开展更加全面的医疗援助，助力中几友好医院的科学管理、重点学科构建与发展、人才培养与梯队建设，逐步实现医院数字化，巩固基础医疗和新技术合作项目的开展。

硝烟中的白衣天使

——刚果（布）大爆炸救援纪实

路光升（天津市中心妇产科医院）

任　庆（天津市第五中心医院）

第 21 批援刚果（布）中国医疗队队员

2012 年 3 月 4 日早晨，刚果（布）首都布拉柴维尔市区突然响起一声惊天动地的爆炸声，距离医疗队驻地约 9 千米发生了爆炸，伤亡惨重，大片建筑被夷为平地，波及附近的我国某建工集团项目工地。现场爆炸仍在继续，大批伤员被送到布拉柴维尔大学中心医院，我们立刻赶赴布拉柴维尔大学中心医院参加抢救。

我们急忙奔向急诊大厅，两旁的人们向我们投来期待的目光。建工集团项目负责人拉着队长的双手，声音哽咽：大厅里还有众多工人等待抢救，请一定想法救救他们！一进入大厅，地上、床上躺满了伤员，初步估计有六七十人。他们有的四肢被炸伤，鲜血汩汩流出；有的头面部受伤，血肉模糊。有几人已经没有了气息，更多人发出阵阵令人撕心裂肺的惨叫。

此刻，医疗队再次接到指令，陆军总医院也有大批伤员，要求我们派人过去。队长立即带领 3 名医疗队队员赶往陆军总医院。当地医生、护士人手远远不够，队员们马上投入抢救中，清创的清创，止血的止血，缝合的缝合，包扎的包扎，输液的输液……很快，我们准备的药品用完了，由于当地医院实行医药分开，所以许多应用药品和手术材料都需要自己购买，我们只好开列单据，由使馆派人出面购买。一位 20 多岁躺在地上的年轻伤员，身上的伤口难以计数，右上臂和右下肢的三处伤口最为严重，三处肌肉断裂外翻，最长的伤口达 15 厘米，出血不止。我们马上在近端用止血带止血，然后清创缝合。可是，药品和手术器械奇缺，此时只剩下了一支利多卡因：没有双氧水，只能盐水冲洗；没有丝线，只能用肠线代替；没有角针，只能用圆针缝合。每一次进针出针，小伙子都紧皱眉头，不一会儿便大汗淋漓。将近一个小时过去了，终于缝合完毕，共缝合 80 余针。由于一直是蹲着操作，3 名队员已经站不起来了……

下午 2 点左右，基本完成抢救任务后，3 名队员又立即赶往陆军总医院。该医院中间一个约 100 平方米无围墙的铁皮顶棚子，里面横七竖八地躺着 50 余名伤员，空气中弥漫着令人窒息的血腥味。伤员还在源源不断地被送来。一位 30 多岁的中国工人右上腹被弹片贯通，意识丧失，血压脉搏基本测不到。医疗队队员建议立即施行静脉通道抗休克治疗，同时请现场指挥的使馆人员积极协调院方，马上输血并手术。医院的医生给予了最大限度配合，开腹探查手术很快就开始了。探查结果为患者虽然肝脏破裂、结肠穿孔，但暂时没有生命危险，需住院进一步治疗。

下午 4 点多，紧张忙碌的队员们刚刚坐下，接到来电，医疗队要前往 5 千米外的建工集团临时驻地，处置 30 多名轻伤员。待基本处理完毕后，已经是下午 6 点多了。此时，队长的手机又响了，被告知破伤风抗毒素已经送到。时间紧迫，队员们立即在建工集团临时驻地和医院给伤员注射。待一切都忙完后，已经快接近凌晨 12 时了，劳累一天的队员还在考虑着第二天的治疗计划。

次日上午 8 时 30 分，大家又分别乘车前往工作的医院，继续参与伤员救治工作。在接下来的几天里，医疗队在所驻医疗点完成诊疗和救治工作的同时，利用下午和晚上的时间频繁往返于布拉柴维尔大学中心医院、陆军总医院与建工集团临时驻地，为受伤的同胞提供一切可能的帮助，每天都要忙到深夜。其间，国内派出的工作组和医疗小组先后到达，及时为伤员带来了祖国的关怀，带来了亲人的问候，并将部分重伤员及时护送回祖国治疗。

虽然辛苦，但我们无怨无悔，也请祖国和人民放心，经历这次难忘的抢救，我们再次体会到自己肩负的职责使命。我们一定会更加努力地工作，不辱使命，发扬国际人道主义精神，为中非友谊作出我们应有的贡献，圆满完成援非任务！

国际战歌歌一曲，第8批援尼泊尔中国医疗队在地震前线展雄姿

张碧馨（河北省卫生健康委员会）

2015年4月25日，尼泊尔发生8.1级强烈地震。在尼泊尔当地代表国家承担医疗援助使命的第8批援尼泊尔中国医疗队队员主动请战，积极投身震区医疗救援工作，与中国政府派出的援尼抗震救灾医疗队队员一起，冒着余震不断的危险，积极救治地震伤员，战斗在抗震医疗救援第一线。

请战驰援，哪里需要就去哪里

地震发生后，队员们简单给家人报了平安，就收拾好行囊，请命奔赴震中重灾区。

4月26日21时左右，有一批受伤灾民被送到了驻地附近的巴拉普尔市立医院、奇达旺医学院教学医院。得知这一消息后，队长谷守义主动找到这两家医院的院长，积极要求参与抢救。4月27日，医疗队获得进驻巴拉普尔市立医院许可，队员们即刻投入救治工作，查看伤情，制订方案，当天就完成了4台手术。紧接着，在奇达旺医学院教学医院的巡诊、救治工作也陆续展开。

援尼泊尔医疗队17名队员大多来自河北省的三甲医院，包括胸外科、骨科、影像科等专业医务人员，他们过硬的医疗技术和丰富的临床经验，赢得了尼泊尔院方的高度信任，尼方几家医院都希望得到医疗队专家的进一步指导，很多重大手术方案都交给医疗队定夺。

"哪里需要就去哪里"，只要有需要，无论白天黑夜，中国专家都会第一时间赶到。

争分夺秒，给每一位伤者最好的治疗

4月28日晚，医疗队所在的医院迎来了第一批来自廓尔喀灾区的伤者，

他们所在地区的一千多栋房屋几乎全部倒塌，伤亡非常严重。由于等不到直升机救援，在当地简单处理伤情后，伤者就由亲朋好友抬过道路阻断区域，多次换乘、搭乘汽车或拖拉机辗转来到医院。

化验、检查、确定诊疗方案，医疗队队员迅速展开救治工作。当晚，9名患者被收治入院，最小的只有3岁，最大的62岁。一名胫、腓骨骨折合并脚背软组织裂伤的患者需要急诊手术处理，医疗队骨科专家林伟枫和孙宇航连夜参加了手术，手术结束时已是凌晨2时多。随后，患者被不断送到驻地医院，医生连续接诊，尤其是骨科医生，根本得不到休息。

4月29日早晨，廓尔喀重灾区送来一个21岁的年轻女孩，女孩上臂骨折并伴有神经损伤，手指不能活动，如果治疗不成功很可能面临终身残疾。研究医治方案后，林伟枫担任手术主刀，经过3个小时的手术，他为女孩处置了骨折，松解了被卡压的神经，手术非常成功。

倾囊相助，为"第二故乡"重建添一份力

余震不断，为了保证安全，医疗队决定室外住宿。然而，当地气候炎热，连日的高温阴雨，蚊虫很多，且震后驻地周围物资匮乏，医疗队无法买到帐篷，一连几天都无法好好休息，有些队员出现了感冒症状。在国家卫生和计划生育委员会和省卫生和计划生育委员会的关怀协调下，医疗队得到了一批救灾帐篷，队员们终于可以睡一个安稳觉了。但这样的安稳觉也没能睡上几天。很快，得知奇达旺地区灾民急需帐篷，医疗队在自身帐篷非常紧张的情况下，医疗队捐献出两顶帐篷给当地灾民。之后，又克服困难再次捐出两顶帐篷用于地震灾区伤员救治。医疗队队员们还自发组织了"为灾区人民奉献一份爱心"的捐款活动。

该地区首席行政长非常感动："患难之时见友谊，援尼泊尔中国医疗队为我们送来了及时雨。"

"尼泊尔就像是第二故乡，我们时时牵挂着。"曾在尼泊尔执行过援外医疗任务的往届队员们格外关心灾情，纷纷捐款捐物，为灾区重建贡献一份力量。

随着救灾工作告一段落，救灾组织陆续离开尼泊尔。援尼泊尔中国医疗队坚守在尼泊尔，继续执行抗震救灾和常规医疗任务，和尼泊尔人民共同重建美好家园。医疗队用实际行动赢得了尼泊尔政府和人民的赞誉，受到国内和国际社会的好评。

手足亲情，血浓于水

——第14批援多哥中国医疗队抢救台胞侧记

吴文劲（山西省煤炭中心医院）

第14批援多哥中国医疗队队员

2002年12月31日，是个辞旧迎新的好日子，西非国家多哥首都洛美一派节日景象，人们兴高采烈，满怀对未来的期盼，等待着新年钟声的敲响。然而，就在这一天当地时间凌晨6时许，一架来自邻国布基纳法索的小型运输机披着撒哈拉沙漠的尘埃，降落在洛美国际机场。机上载有两名台湾重伤员——陈先生和简先生，他们在布基纳法索境内遭遇车祸，鉴于当地缺乏必要的抢救条件，在布基纳法索工作的台湾医疗团负责人决定向工作在多哥的祖国大陆医疗队求助，护送伤员远赴洛美救治。

台胞遇险，伤情严重，情况紧急。医疗队队长接到任务后，迅速组成精干抢救小组，并从远在400千米以外的卡拉分队紧急调来骨科医生。

伤员被安置在洛美市郊条件最好的德国医院，由两岸医务人员联合会诊。经CT扫描及X线检查，简先生系右侧髋臼上、下缘多发骨折伴同侧股骨头错位、上移；陈先生右侧第三至第十后肋多处骨折伴双侧胸水并右侧血气胸，右肺组织压缩达三分之二以上，伤情危重。根据会诊结果，决定借用医院手术室对陈先生实施紧急手术。下午5:30，医疗队外科医生、麻醉医生沉着镇定地走进手术室。麻醉医生技术娴熟，在全麻下经口明视行气管内插管，很快建立了伤者的呼吸通道，并在保证患者生命体征和不开胸的前提下，清除了右支气管阻塞的痰液及凝血块。同时，外科医生重新调整了胸腔引流管的位置，使萎缩的肺组织得到良好膨胀。下午7:30，手术顺利结束，陈先生右肺呼吸音基本恢复，术后两天行X线复查，伤肺组织已膨胀至正常。在医疗队的精心护理下，处于康复中。因当地不具备手术条件，伤及骨盆的简先生经必要的处置后，被护送回国救治。

医疗队成功救治台湾同胞的事迹在当地，特别是在华侨界产生了很大影响，人们交口称赞同胞骨肉情。曾建议将患者送往欧洲治疗的德国医院副院长亲历了救治全过程，竖起大拇指称赞："中国医生好样的！"在异国的土地上，两岸医务工作者真情携手救治同胞，谱写了一曲手足情深，血浓于水的动人篇章。

不辱使命危难时刻显身手

——一个援外医疗队的不眠之夜

崔亚萍（《健康生活报》记者）

6月4日，正值吉布提的盛夏时节，酷热难耐，气温比体温还要高，大约晚上9时40分，医疗队队员忙碌了一天，拖着疲惫的身体刚回到驻地，准备休息时，一阵急促的电话铃声骤然响起。电话里阿尔塔中吉友好医院马克院长说，几分钟前，在距阿尔塔医院约200千米处发生了一起特大交通事故，一辆严重超载的卡车在行驶中发生翻车事故，车内乘坐的80名乘客有36人当场死亡，其余乘客也都受伤，希望医疗队立即救治。

此时，运送病员的车辆尚在赶往现场的路上。院长希望中国专家在驻地待命，一旦伤员到达后，能够前往医院参加并指导抢救工作。接到通知的崔亚平队长此时心情难以平静，是召集队员马上奔赴医院，还是在驻地休息等待通知呢？他在想，如若我们不能够在第一时间接触伤员，极有可能出现抢救措施不到位，抢救药品、器械准备不周，而延误抢救伤员。此时此刻，车祸遇难者的生命安危牵动着他和每个队员的心，祖国和人民的重托，赴吉医疗援助的神圣使命使队员们再次深感救助非洲兄弟的生命责无旁贷！"马上去医院！"队长一声令下，全体医生立即上车急速驶向医院。

夜间10时，每一位队员都已坚守在阿尔塔中吉友好医院的工作岗位上，严阵以待。大家不顾白天的疲劳，忍着高温，任由汗水流淌，蚊虫叮咬……

凌晨3时多，呼啸疾驶的救护车进入了医院。队长崔亚平身先士卒，带领队员们将8名伤员分别从救护车上抬下，此时大家只有一个念头：快！快！争分夺秒！救治伤员的生命！内科医生、麻醉医生查看伤情，检测血压、脉搏等生命体征，为伤员分诊提供重要资料；经验丰富的妇产科医生为患者做体格检查，清洗、缝合伤口。外科医生、麻醉医生面对一位多发肋骨骨折合并气胸、生命垂危的伤员，克服器械、设备不完善等多种困难，灵活应变，在完善重症治疗室呼吸机、监护仪等设备准备工作的同时，给患者做了胸腔闭式引流手术，头面部清创缝合手术，使患者转危为安。骨科医生凭着自己多年在急诊骨伤科方面积累的丰富经验，仔细为患者清创缝合，复位固定骨折的肢体。紧张忙碌的抢救过程中，没有谁嫌脏，怕累，也没有谁借故离开抢救现场半步。

由于准备工作完善，抢救措施得力，加上大家不懈的努力，被送来的 8 名危重伤员无一例死亡，病情渐渐趋于平稳。他们因痛苦和紧张而一度扭曲的面孔渐渐地变得松弛，一声声地说着 Merci（法语"谢谢"的意思）这发自内心的、由衷的话语……

"天亮了"有人在小声提醒着，由于紧张的抢救，大家忘记了时间，忘记了疲劳。待伤员病情稳定后，医疗队队员将护理工作交给吉方，回到驻地时厨师在大门口焦急地等待，他同样也彻夜未眠，早已准备好美味、可口的饭菜。

虽然圆满完成了前期的救治工作，但此时谁都不敢怠慢。队员们回到驻地就餐完毕，稍事休息后便又全部匆匆赶回医院，对夜间抢救的每个伤员的病情进行细心地观察和分析，待确信他们脱离了生命危险后，才安心返回驻地休息。

（来源：2012 年 6 月 14 日，《健康生活报》，已获得授权使用）

300 千米生命接力

——第 19 批援中非中国医疗队成功救治 2 名重伤同胞

王 佳（嘉兴市第一医院）

第 19 批援中非中国医疗队队员

2023 年 3 月 19 日，一串急促的电话铃打断了这个平静的周日。第 19 批援中非中国医疗队队长王宝祥接到中国驻中非大使馆的紧急来电："有两名中国同胞胸部受到枪击，伤势严重、病情复杂，当地医疗条件无法满足手术要求，请组织医疗队专家紧急救治。"

挂断电话后，王宝祥队长旋即组织全体队员召开紧急会议、研究救治方案。由于两位伤者生命体征、具体受伤部位、心肺损伤程度均未知，医疗队进行了全方位考虑，以"快抢、快救、快送"的"三快"原则，制订了多套救治方案，确保伤员得到及时、有效的专业治疗，最大限度降低死亡和伤残的可能性，尽力提高伤者预后的生存质量。刻不容缓，各科室人员迅速就位，一场紧张的生命保卫战随即打响。

王宝祥队长不停地向使馆外交官了解受伤同胞的最新状况，不断调整抢救措施，做好术前准备。

下午 3 时，两位伤员在大使馆外交官的护送下越过腥风血雨、穿过枪林弹雨，横跨 300 千米抵达友谊医院，王宝祥队长接诊后发现两人胸部中枪、左上臂贯穿枪击伤、全身多处软组织损伤等，其中较重的一位患者血压 95/56mmHg，心率 126 次 / 分，呼吸 20 次 / 分，精神萎靡，面色苍白，大汗，出现了失血性休克的症状，情况万分紧急，随时有生命危险。经缜密评估，王宝祥队长果断决定对两位患者进行影像学检查，明确子弹具体位置后，迅速启动手术。

下午 3 时 30 分，手术室的无影灯准时亮起，主刀医生徐言与张丽霞争分夺秒、有条不紊地为已全身麻醉的患者实施紧急手术。通过弹片取出术、清创缝合、血管和神经探查、抗休克等处理措施后，两位患者转危为安，大家也如释重负，欣慰的笑容重新回到每位队员的脸上。经过一个多星期的精心照料，两位患者恢复良好，状态稳定，由王宝祥队长护送回国，接受进一步治疗。同时，医疗队也对9具遗体进行修复，让逝者有尊严地告别世界，给生者更多慰藉和人文关怀。

后来，另外三名遭遇绑架的中国同胞通过使馆的不懈努力，被成功解救。王宝祥队长接到使馆指令后，在护送伤员回国的途中远程协调指挥，我和郭建伟医生迅速组织应急小组对他们开展救治，麻醉医生张才军为患有膝关节疼痛的同胞注射治疗，为患者减轻疼痛。我们还送给他们抗疟药和治疗胃肠炎的药物。他们十分感动，眼里泛着泪花，嘴里一直说着"谢谢、谢谢"！

面对此次紧急抢救任务，医疗队全体队员从容不迫，精诚配合，克服药品及器械短缺、停电等困难，全身心投入抢救工作，以仁心仁术挽救了患者的生命，以实际行动诠释了"不畏艰苦、甘于奉献、救死扶伤、大爱无疆"的中国医疗队精神，赢得各方高度赞扬。

2023年是全面贯彻落实党的二十大精神的开局之年，是中国派遣援外医疗队60周年，60年的接力奔跑，是"医者无界、大爱无疆"使命的召唤，也是中国传统文化"兼爱""和合"精神的驱动。正如习近平总书记给第19批援中非中国医疗队的回信中提到：中国人民热爱和平、珍视生命，援外医疗就是生动的体现。医疗队全体将继续踔厉奋发，踵事增华，展示医德医术，播撒仁心仁爱，继续谱写好中国中非铁杆友谊的感人篇章，为两国友好合作不断注入崭新活力，为推动构建人类卫生健康共同体和"一带一路"建设作出更大贡献。

在炮火声中坚守岗位，抢救同胞履行职责

许夕海（安徽医科大学第一附属医院）

第 1 批援南苏丹中国医疗队队长

2013 年 12 月 15 日，一个普通的周日，距首批援南苏丹中国医疗队期满回国仅剩 10 余天，医疗队队员开始憧憬和家人团聚的美好时光。南苏丹首都朱巴激烈的军事冲突突然爆发。很快，西方国家侨民逐步撤离南苏丹，中国外交部领事司和中国驻南苏丹使馆发出通知，提醒非必要留南人员尽快撤离，留南人员注意安全。

在这危急关头，首批援南苏丹中国医疗队顾全大局，听从指挥，坚守岗位。全体队员集中于医疗队驻地一楼低矮处以防止流弹误伤，仔细准备各种抢救药品和器械，随时待命。在军事冲突发生后半个月内，援南苏丹中国医疗队冒着战火成功救治了多名中国同胞。

12 月 18 日下午，我接到中国驻南苏丹大使馆经商参处参赞电话指示：立即赶赴使馆，救治同胞。医疗队经过短暂商量后，按照预案，决定由我和王杨二位医生携带相关药品赴使馆抢救同胞。原来，12 月 17 日，有 12 名中国劳务人员在白尼罗河附近一个采砂场被战火围困；18 日下午，中国驻南苏丹大使馆全力将全部被困人员成功救出。其中一位 52 岁工人出现高热、头痛、恶心和呕吐症状，经问诊该患者两天前就出现发热、头痛等不适，但是由于他们所处的采砂场周围战斗非常激烈，导致他们被围困而无法就医。经检查发现，该患者高度紧张，少尿和酱油色尿、呕吐明显、脉搏细速、血压明显降低，快速诊断试纸检测呈疟疾强阳性，初步诊断为"恶性疟合并低血压休克、溶血尿毒症综合征可能"。我们相互配合，开放静脉通道，快速静脉补液纠正低血压休克、同时予以抗疟原虫、止吐等治疗。

经过几个小时抢救，患者病情得到有效控制，血压逐渐上升并且恢复正常，头痛和呕吐症状明显缓解。晚上 9 时多，我们才回到驻地。

12 月 19 日早晨，我和又赶往患者所在宾馆进行随访和巩固治疗。该患者很快痊愈，安全回到国内家人身边。

刚刚处理好这个患者，还没有来得及赶回驻地，我又接到大使馆电话，要求立即赶赴医院抢救一名外伤后脾破裂的中国工人。医疗队立即成立专家应急小分队，在当地武装保卫护送下前往距离冲突地区很近的一家医院。由于朱巴自冲突之日起实行宵禁，各个路口均有荷枪实弹的士兵盘查，患者外伤后花了 2 个小时才从驻地赶到医院。检查发现，患者外伤后血压下降，腹胀明显，诊断时腹腔穿刺出大量血液。考虑到患者病情危重，医疗队下达了急诊手术的医嘱，并组成手术抢救治疗小组，立即进行急诊手术。当医疗队医生打开患者腹腔时，发现患者腹腔内已有含血凝块血液达 2 000 多毫升。如果手术时间再晚一点儿，患者的生命将无法挽回。与此同时，其他队员积极与患者单位领导和同事讲解手术指征、手术风险及可能出现的并发症，细致做好沟通工作，动员尚未撤离的公司员工来院无偿献血。经过 1 个多小时的手术，患者破碎的脾脏被切除，出血也止住了，生命体征趋于平稳。术后 12 天后患者安全返回国内。

自 2013 年 12 月 15 日晚南苏丹爆发激烈军事冲突以来，援南苏丹中国医疗队成功救治患有恶性疟、脾破裂、心绞痛、高热等疾病的十余名中国同胞。在战火纷飞的危急关头，援南苏丹中国医疗队坚守岗位，履行职责。在特殊条件下，我们完美阐释了"不畏艰苦、甘于奉献、救死扶伤、大爱无疆"的中国医疗队精神。

在非洲抗疫的日子

陈玉霞（《新余日报》记者）
付　敏（《新余日报》通讯员）

支援撒哈拉沙漠南缘国家的中国医疗队

在距离中国 7 个时区的乍得，有一支正在与当地人民共同"战疫"的中国医疗队——第 15 批援乍得中国医疗队。

自 2020 年 1 月 23 日以来，中国医疗队就时刻关心着祖国的抗疫进展，自发捐款支持国内抗疫，随着疫情的快速蔓延，他们又多了一项使命：同乍得人民并肩"战疫"。

医疗队如何将"中国经验""复制"到不同语言、不同治理体系、不同风土人情的乍得，并结合当地情况转化为实际的方案，对当地公共卫生政策产生积极影响？耳鼻喉科张丽卫介绍，中国医疗队在大使馆的领导下与乍方携手商讨防控方案，协助医院优化诊疗流程，在医院进行防疫知识系列讲座，分发法文版新型冠状病毒肺炎诊疗方案，为在乍华人华侨及当地民众开通 24 小时医疗服务热线等，防疫措施几乎与国内同步。

"乍得政府对疫情非常重视，发生疫情时第一时间要求全国停课，发布严格的'管控令'，要求部分店铺关门，禁止聚集做礼拜等。3 月底，乍得停飞所有客运航班，禁止一切外国人入境。4 月 2 日开始实施宵禁……目前，当地最大的问题还是防疫物资短缺，街上不戴口罩的比比皆是，口罩对他们来说太贵了。"张丽卫说。不过，他也观察到，在有效分享"中国经验"后，在乍得媒体"苦口婆心"劝说下，当地居民的防疫意识不断加强，"3 月以来，人员聚集的情况少了很多。前两天到网络公司办事，大家自觉排队，保持 1 ~ 2 米的距离。"张丽卫还提到一个明显的变化，在中乍友谊医院旁边有一个教堂，原先每天下午六七点人满为患，自 3 月以来，也逐渐变得空旷起来。

"强大的祖国是我们坚强的后盾"

"和国内不同的是，乍得无发热门诊，诊疗程序不明确，患者无口罩可戴，我所在的耳鼻喉科也时常接诊有发热、咳嗽症状的患者。疫情当前，我们医疗队所有队员都写了请战书。"张丽卫说。前不久，中资机构一名员工从埃塞俄比亚乘飞机返回乍得，在隔离期的第3天出现发热，体温高达38.4℃。队长周东辉接到大使馆通知后，立即带领数名相关专业队员，在做好自身防护的同时前往查看其病情，通过咽拭子核酸检测等方式，最终排除了感染新型冠状病毒的可能。

当前防疫物资紧缺，幸运的是，3月16日，国家卫生健康委员会和江西省卫生健康委员会火速将第一批急需的防疫物资空运给医疗队，以解燃眉之急。"强大的祖国是我们坚强的后盾。"张丽卫感慨道。

隔着7个时区的守望相助

"医疗队驻地有卫星电视，也有手机网络，国内疫情期间，我每天通过家乡媒体了解疫情动态。当家乡被列为高风险地区，队员们的胸口就像压了块大石头一样，整天闷闷不乐。这边物资短缺、交通不便，没法为家乡人民筹集到抗'疫'物资，大家就自发地捐款。有队员的家人出现发热，大家流着眼泪相互安慰、打气。看着国内疫情得到缓解，我心口那块大石头终于卸了下来。虽隔着7个时区，相隔上万千米，仍能感受到家乡人民守望相助的温暖。"张丽卫说。

"女儿每天都在问'爸爸，你怎么还不回来'，我想告诉她，在国内是治病救人，在非洲也是治病救人，都是实现医生的价值。"张丽卫说。

（来源：2020年4月7日，《新余日报》，已获得授权使用）

芳"非"忆

孙　爽（湖南中医药大学第一附属医院）

中国赴津巴布韦、赤道几内亚抗疫医疗专家组成员

第 18 批援津巴布韦中国医疗队队员

——世界的洪流不是从我们身边呼啸而过，而是穿越我们的胸膛。

凯伦（化名）是之前我在津巴布韦带教的医学生，在我拿到津巴布韦第一张中医执业、带教证书后开始跟着我学习的。如今凯伦已是当地公立医院的一名持证中医师，三年来，他每隔一段时间都会通过电子邮件与我分享就医过程的点滴，很多故事总是忍不住提了又提。

"师父，马隆德拉医院病床床头的小贴纸您还记得吗？"

我当然记得。那一年，我们一行 12 人组成的中国（湖南）抗疫专家组火速前往津巴布韦、赤道几内亚协助两国抗击新冠疫情。马隆德拉医院是我们走访的 72 家医疗机构中较大的一家。到达那里的时候，我看见院门口的大树下围坐着很多无可奈何的患者和家属。在协助本地医护人员完成隔离区改造设计的时候，一张才腾出来的病床头贴着一页粉色心形的便利贴："We treat, God heals（我们治疗，痊愈交给上帝）"，而刚刚还在床上的患者已经因为重症新型冠状病毒感染不幸去世。那时候，我们颤抖着握紧拳头。除了在医院、社区原有建设基础上给出配适度较高的改进建议，专家组一行还开展了 24 场救治和防控培训，线上线下、国内国外听众和观众逾 360 万人次，同时完成了津巴布韦、赤道几内亚两国《新冠肺炎疫情防控国家建议书》的编写和呈交。

"猜猜你们走了以后，换成什么了？ We treat, we heal！ God bless（我们医治，我们康复！上帝保佑）。"

我突然明白赤道几内亚总理送给我们的那句话："你们是至暗时期里的一

道光。"原来，束束微光也能点燃希望传递力量，原来生命之美，可以由这样一抹加以赋形和圆全。

"师父，您还记得那位带着行李步行 100 多千米、从万基（现为万盖）来看中医的患者吗？"

我当然记得。那是我作为第 18 批援津巴布韦中国医疗队中医师时接诊的一位患者，那个时候中国 - 津巴布韦中医针灸中心还正在建设中。常年的腿疾加上新型冠状病毒感染，看着家中的老人和待哺的孩子，家中唯一的劳动力的韦斯特莉更觉生活坎坷。听说中国医生能用银针和草药治病，还不收钱，她穿上了家里唯一的一双鞋，戴上唯一一条像样的头巾，拄着拐杖踏上了漫漫求医之路。首次就诊时，她认出了我的"亚洲脸"和白大褂上的国旗，很认真地整理了自己的头巾，尽管鞋子上的大破洞无所遁形。诊查、开方、赠药、施针、科普，一样也不能少！

复诊时，她头顶着一大袋花生，戴着我们送的口罩，穿着之前我送她的国产运动鞋，手里抱着笑盈盈的小奶娃，身后跟着几个同村慕名来求医的人。

"她的腿已经好得能够下地干活了，我都教会她唱《浏阳河》啦，下个'爱你节'一定录给您听！"

凯伦还记得我第一次在非洲唱歌是在津巴布韦西马绍纳兰省中国援建的奇诺伊医院，抗疫专家组 12 人在礼堂里清唱中国国歌。身旁是队友的激昂，身后是异国同仁的惊讶和振奋，胸前是五星红旗在飘扬，回荡着的是我们深沉而真挚的爱——那天是 5 月 20 日。我说，这是"爱的日子"。凯伦常说，看着中医中心墙上的五星红旗，好似还会听见我们的歌声在轻轻回响，就像没有离开过一样。

不是每个人的心中都有乞力马扎罗。60 年，45 个国家，1.6 万援非医生，每一个都有属于自己的非洲梦萦。于我，500 多个日夜里的笑和泪，早已化成了一缕蓝楹翠叶的斑斓，不必等到盛放就已永远定格在这身白衣之上。

"凯伦，我都记得，就像你们记得我一样。来时的路我记得，未来的路，我们继续牵手、交心地一起走吧！"

会有更多、更美的故事。芳菲不仅在那年岁，一定还会前赴后继的。

援非日记：责任和使命

蔡　翊（湖南省人民医院）
第20批援津巴布韦中国医疗队队员

2015年4月底，我接到了国家卫生健康委员会、湖南省卫生健康委员会的征召，没有丝毫犹豫，紧急加入了第5批援塞拉利昂中国抗疫医疗队，为执行医疗援助塞拉利昂、抗击埃博拉病毒出征。

2015年5月，跨越多个时区、历时30多个小时的旅程终于完成。到达塞拉利昂，患者及当地民众眼里流露出的悲伤随处可见，让我深切地感受到疾病给这个国家带来的痛苦。简单安顿好后我们便投入了工作。我们工作的地方在中塞友好医院，距离驻地有约30千米，车程约1个小时。此时的中塞友好医院已是专门管理埃博拉病毒感染患者的传染病医院，留守医院的当地医护人员已是寥寥。正值当地的夏季，温度在30℃以上，队员们每次去病房查看患者需穿着3层17件防护服，而且在医院一待就是一天，不能上厕所、进食和饮水。多名队员先后出现头晕、恶心，甚至脱水、窒息等症状；从病房出来须按照医院感染要求在3个隔离间逐层脱防护服，此时已像蒸过桑拿般全身湿透……

3个月的艰苦奋斗换来的是患者的康复！在国家卫生健康委员会及各级领导的统一指挥部署下，医疗队队员们共同努力，在接诊的几十例疑似病例中，有多名确诊病例康复。我还记得其中一名18岁花季少女，当感染埃博拉病毒后她一度被遗弃。当中国医疗队完成了那看似不可能完成的诊疗任务后，痊愈少女的微笑成为疲惫的医疗队队员们最好的慰藉……

2022年11月，我再次接到来自国家卫生健康委员会、湖南省卫生健康委员会的征召，加入第20批援津巴布韦中国医疗队。在经过3个月的集中培训后，我和队友们一起踏上了援非之路。津巴布韦相对落后的医疗水平和不尽如人意的卫生环境，成为阻碍当地健康事业发展和人民生活水平提高的重要因素。初到津巴布韦，我和队友们便加班加点为当地民众、华人华侨提供健康咨询。会客厅、休息室都成为我们讨论病情的办公室。在拿到当地行医资格证书的第一时间，我便和当地医师一起进入手术室，为一位年仅27岁、多次手术后出现肠梗阻的患者进行了手术。术后患者的康复让我欣慰不已。在这一年中，我和我的队友们将会用实际行动践行"不畏艰苦、甘于奉献、救死扶伤、大爱无疆"的中国医疗队精神。为中非友谊添砖加瓦，为构建人类卫生健康共同体而奋斗，为实现中华民族伟大复兴努力！

很多人问我，人到中年，事业生活稳定，而且上有老父母、下有待哺儿，为什么还要去？作为一名中国医生，我是有着强烈的荣誉感和使命感的。为国出征，既是医者，也是"白衣外交官"。我们只有尽全力完成任务，才能对得起国家、党和人民的信任和嘱托！不用说几次援非，只要是国家、党和人民交予的任务，在我这也只有一句话——保证完成任务！

拯救非洲兄弟生命，我们别无选择

姚健春（汕头大学医学院第一附属医院）

第24批援赤道几内亚中国医疗队队员

"砰砰砰……"

2009年2月17日，这是我到赤道几内亚工作的第41天，凌晨5时，我被一阵激烈的枪声惊醒，惊魂未定，又被急促的电话铃声吓了一跳。电话那头传来医疗队队长蔡志雄紧张的声音："马上回医院！"我得知，一伙反对派武装人员突然登陆位于比奥科岛的首都马拉博，袭击总统府，与安全部队发生枪战。我打了个激灵，一下子清醒过来，这是真的战斗！

我和队长、翻译火速赶往马拉博医院。快、快、快，立即拯救非洲兄弟的生命，这是我们心中唯一的念头。

一路上，四周传来此起彼伏的枪声。安全部队已经在城内主要街道设置路障，盘查过往车辆和乘客。装甲车封锁了通往城市的主要道路，只有部队和医务人员才能通行。生长在和平年代的我是第一次听见真正的枪声，置身于枪林弹雨之中更是想都没有想过，可这一切就这样突如其来地呈现在我面前。

到达马拉博医院一看，医院尚未受袭，但患者们都吓得簌簌发抖，躲在床下，没有人组织紧急疏散。我们立刻安排患者分流，向相对安全的隐蔽处移动。

可就在这时，第一批伤员已经被抬入医院，而大部分医护人员还没有赶到。缺医生、缺护士、缺器械、缺药品，怎么办？拯救非洲兄弟姐妹的生命，我们别无选择！我们当机立断，马上分成两组，翻译去疏散住院患者，我和队长对刚送进来的伤员做紧急处理和抢救。

遍地都是伤员，满耳都是枪声。哀鸿遍野，血流成河，我们在伤员中来回穿梭，白色大衣很快被染红。看到原本鲜活的生命在眼前奄奄一息，我们恨不得长出八双手。快些、再快些！把所有的弹片都取出来，把所有的伤口都缝上！

战斗仍在继续，伤员一批批被不断送来，医务人员陆续赶到支援，我们一边抢救一边指挥，工作越来越有序——清创、缝合、手术、安置患者……日落时分，枪声平息，反对派武装人员被击退，安全部队胜利了。我们连轴干了一整天，当缝合好最后一位伤员的伤口时，大家都瘫倒在地，手脚都抬不起来。看着所有伤员妥善处置、转危为安，我的心里别提有多高兴了。因为，拯救生命是医生的天职，我们别无选择，再大的困难都压不垮我们中国医生！

经过战场硝烟的洗礼，我变得更加果断和自信。在赤道几内亚工作的日子里，我更多的是在无硝烟的战场上，为了非洲兄弟的健康，与病魔作斗争。

作为一名麻醉医生，麻醉器械就是我拯救生命的"武器"。在那时，国内早已用上一次性的硬脊膜外麻醉包，在马拉博医院却是一物难求，虽说是首都医院，却连一支硬脊膜外麻醉针都没有见到。

没有麻醉器械怎么开展临床工作？我回到医疗队驻地储备仓库，翻箱倒柜反复搜寻，终于找到 2 支硬脊膜外麻醉针和几支注射针头——它们在仓库至少沉睡了 10 年，锈迹斑斑。我喜出望外，如获至宝，将它们小心翼翼地包好并揣进怀中！回到医院，我尝试了各种办法，用食醋熏煮、用消毒液擦拭……花了一整天时间终于把"武器"上的铜锈除去。没有麻醉治疗孔巾，我便跑到华侨开的百货店里，让他们帮忙找来几块棉布，用缝纫机裁成孔巾，又在仓库找到两个金属饭盒，打包成两个简易的麻醉包，消毒循环使用。

麻醉包有了，可手术室设备极其简陋的情况还没得到解决。全院只有两个医用氧气瓶及一台制氧机，仅供急诊科急救患者使用。这样一来，手术室就没有医用氧气提供。为了防止手术过程中患者出现呼吸意外，我只能在手术麻醉过程中把患者盯得更紧，实时观察病情变化，一旦发现患者呼吸异常，立马用呼吸气囊辅助呼吸。在一年半的时间里，就在这种简陋的环境下，我为 700 多位患者成功实施了各种手术的麻醉，其中还包括指导抢救了数十例休克患者和新生儿等。

拯救生命，必须争分夺秒。我印象最深刻的是有一天同时送来了两名危重患者：一个是肠梗阻、肠坏死感染性休克的老年人；另一个是宫外孕急性失血休克的患者。两位患者被送进手术室时已经生命垂危，血压特别低，处于休克状态，意识模糊。从业多年经验告诉我，对于休克患者来说，采用硬脊膜外阻滞麻醉风险极大，但没有气管导管、没有插管喉镜、没有呼吸机、没有供氧设备，气管内插管全身麻醉是不可能实现的。为了不延误救治时机，我当机立断，抗休克治疗同时实施风险极大的硬脊膜外阻滞麻醉。没有深静脉穿刺置管条件，我就给每个患者同时开放 6 条输液通道；没有连续动脉血压监测条件，我就耳听八方眼观六路，实时监测两个患者的病情。整个麻醉过程中，我精神高度集中，视线始终不敢从患者身上移开，不断地观察患者、依靠多年的临床麻醉经验调整治疗方案。高度紧张状态下，十个小时转瞬即逝，手术非常成功，这时候才发现在这十个小时内我滴水未沾。

援非经历，终生难忘，无怨无悔，因为我们用辛勤、汗水与智慧，拯救了非洲兄弟姐妹们的珍贵生命；援非经历，铭志永恒，倍感珍惜，因为我们有科学、大爱和奉献，谱写了漫漫人生的华彩乐章；援非经历，犹如星火，砥砺前行，当我们再遭遇艰辛、困难和逆境时，那必将是不竭动力的源泉！

科摩罗昂儒昂岛撤离记

邓先举（梧州市工人医院）

第 12 批援科摩罗中国医疗队昂儒昂岛医疗点点长

2018 年 10 月 15 日（第 1 天）　凌晨 4 时，昂儒昂岛发生了大规模的派系冲突事件，全岛罢工。听到这消息，我们没有多想，还像往常一样处理伤员。看到有武装人员开着车进出医院，黑洞洞的枪口从车窗伸出时，我们开始觉得害怕，处理完患者后，就赶紧回到驻地。

2018 年 10 月 16 日（第 2 天）　没有医生上班，只有值班的助手在坚守岗位。我接到医院的通知去医院，有 2 位枪伤大出血的患者需要救治。到医院一看，枪伤在右肋下，虽然进行了加压包扎，但血还是不断涌出，可能伤及肝脏了，必须马上手术，否则患者会因大出血而死亡。经过 4 个多小时的手术抢救，患者脱离了生命危险。

2018 年 10 月 17 日（第 3 天）　昂儒昂岛交战局势有不断扩大之势，医院及医疗队驻地正处于交战区域内，队员的生命安全已受到严重威胁。随着医院实行军事化管理，有持枪人员开着车辆进出医院，大多数医生都不敢来上班了，一有枪伤患者入院，就叫我去抢救。下午我们与外界交通完全阻断。晚上，中国驻科摩罗大使作出重要指示：授权昂儒昂岛医疗点点长在紧急情况下，一旦认为人身安全得不到保障，立即带领昂儒昂岛医疗点 3 名队员迅速撤离，无须请示。

2018 年 10 月 18 日（第 4 天）　早上 10 时许，我们接到了正式撤离通知，军方会在 19 日凌晨 5 时到驻地接我们去机场。在等待撤离过程中，下午 2 时 13 分，医院救护车又来接我回去抢救枪伤患者。当时医院已戒严，只有救护车能驶入。经检查患者，发现子弹经由患者右肩部穿过胸腔，卡在锁骨与胸骨柄旁。此时患者呼吸困难且大汗淋漓，心跳极快，这是由于张力性气胸所致。如不及时救治，患者会在很短时间内死亡。我下达了紧急手术的指令，在不到 10 分钟的时间，患者就进入手术室内开始手术。经过 3 个多小时抢救，患者脱离了危险。回到驻地后，身心疲惫的我们在断断续续的枪声中入眠，但无法熟睡。

2018 年 10 月 19 日（第 5 天）　凌晨 4 时 30 分，大使馆打来电话，让我们迅速撤离，并说科摩罗已派出军车到我医疗队基地接我们。5 时 12 分，我们迅速跳上军车，在军人护送下撤离驻地。撤离路上，沿街可见荷枪实弹的士兵三步一岗、五步一哨及横跨在道路中央的装甲车。军车在戒严的街道上穿行，坐在车上的我们此时却担心起来，因为军车是反对派的攻击目标。车上的军人也让我们尽量放低身体，在生与死的边缘、在无比的忐忑中，军车载着我们一路惊险地向机场方向奔驰。6 时 3 分我们到达机场，这时机场候机厅内空无一人，只有军队人员在巡逻。8 时 20 分左右，终于来了一个工作人员，他对我们说今天所有航班禁飞了，让我们回去。8 时 45 分左右，大使馆参赞打来电话说因各种原因被总统下令禁飞了，让我们在机场等待大使馆下一步指令，同时她也在同科方高层沟通，想尽一切办法让我们安全撤离。11 时 45 分左右，在大使馆参赞的安排下，孔子学院的两名老师也加入我们小组。按照预案，我们 5 人在科方士兵的护送下安全撤离到离战区几十千米，位于深山中的某中资企业驻地暂避战火。

2018 年 10 月 20 日（第 6 天）　凌晨 5 时，天还没亮，在大使馆的协调下，9 名科摩罗国防部士兵开着军车护送我们再次撤离。7 时我们到达机场时，机场候机厅门前广场、候机厅内大厅站满了撤离的人们。在大使馆的支持和协调下，我们在第一时间拿到登机牌进入候机厅，此时民族自豪感油然而生。上午 9 时 30 分，飞机徐徐降落到科摩罗莫罗尼机场，终于撤离了动荡不安、战火纷飞的昂儒昂岛！

经历了战火，才懂得和平稳定之重要，经历了颠沛流离的撤离之路，才真正感受到伟大祖国的强大。感谢祖国！

"有生命危险也要上！"

——记集体感染登革热的日子

张小军　张　硕（新华通讯社记者）

48 岁的张劲松实在走不动了，靠在楼梯扶手上不停喘息。他正罹患巴布亚新几内亚流行的急性传染病——登革热。

高热、全身肌肉酸痛、头痛、双目胀痛……作为医生，他了解自己现在最需要卧床休息，避免出现危及生命的急性出血。但作为医疗队队长，他必须尽快爬上楼梯，为楼上同样感染疾病的队友们输液。这对于他，是硬任务。

两个多月后，张劲松向记者回忆起那场击倒医疗队大多数队员的疫情，仍然心有余悸。

自 2002 年开始，中国向南太平洋地区派出援外医疗队。张劲松领导的医疗队是第 7 批援巴布亚新几内亚中国医疗队。虽然针对传播登革热的蚊子做了重重防护，张劲松和队员们还是中招了。

每个工作日早上 7 时 45 分，莫港总医院会派出一辆所有玻璃窗都罩上铁网的面包车，接医疗队上班。

下午 4 时，医疗队的医生们返回驻地。开始一天的第二部分工作——在驻地为当地中资机构人员和华侨华人看病。

各种病患登门，给医疗队驻地的蚊子提供了"毒源"。

5 月 6 日，医疗队副队长、骨科专家何盛江首先倒下了；同一日，肿瘤内科医生邓红彬中招；到晚上 8 时，张劲松也不行了；5 月 9 日，泌尿外科的潘永军发病。

医疗队不顾生命危险战斗在一线，祖国亲人也一直心系医疗队安危：重庆医科大学附属第一医院成立应急小组，远程为医疗队提供技术指导；重庆市卫生和计划生育委员会紧急组织白细胞介素 -11 等急救药品，空运给医疗队；国家卫生和计划生育委员会指派国家权威防治登革热专家检查医疗队的治疗方案……然而，疫病有其不可改变的发展规律。5 月 13 日，医疗队的翻译陈缙病倒；5 月 15 日，一直在为患者做营养餐的厨师彭坤万发烧。

"我们使用了药品进行庭院灭蚊，房间内安装了电蚊香、防蚊喷雾、灭蚊灯，"张劲松说，"但是防治这类疫病需要政府组织大规模的灭蚊行动，否则任何一个地方都不可能幸免。"

医生朱贤富一向认为自己身体倍儿棒，也未曾料到自己成为这轮疫情中医疗队里最后一名感染者。

巴布亚新几内亚仅有两名神经外科医生，而且其中一名在跟随朱贤富学习。作为目前巴布亚新几内亚最权威的脑外科专家，朱贤富经常会在深夜被呼叫出急诊。夜晚的巴布亚新几内亚街道非常不安全，上街需要勇气。

"我们医生去，患者就活；不去，患者就死。"朱贤富说，"治病救人是医生的硬任务。"由于身体素质好，深夜急诊后，朱贤富白天一般都正常工作。但是 5 月 15 日上午，朱贤富完成一台手术后，腿部肌肉出现酸痛。晚上就高烧 40℃，人无法进食，完全靠输液维持。

10 人的医疗队，先后病倒 7 人，但治病救人的硬任务还是要完成。未感染的 3 名中国医生一直在莫港总医院坚持上班。

朱贤富和其他患病的中国医生一样，在初步康复后的第一时间回到工作岗位。5 月 25 日，发病 10 日后，朱贤富重返手术台，连续工作 5 小时，完成一例复杂的头部手术。

巴布亚新几内亚的客观环境挑战也特别多。为安全起见，我们在休息日基本待在装有铁丝网并配备保安的驻地。"有生命危险也要上？"记者问。"硬任务，有生命危险也要上！"张劲松给出了肯定的答复。

（来源：2016 年 7 月 19 日，新华通讯社，已获得授权使用）

在"腰果王国"战"瘟神"

李江中（成都市第四人民医院）

第 4 批援莫桑比克中国医疗队队长

一

非洲的天，晴空万里，炎炎烈日，酷暑无情。号称"腰果王国"的莫桑比克，好似一颗秀长的腰果，镶嵌在非洲大陆的东南，这儿盛产热带经济作物，腰果产量居世界之冠，加工后的腰果是莫桑比克的主要出口产品，故莫桑比克有"腰果王国"之美称。

第 4 批援莫桑比克中国医疗队一共 22 人，分成 2 个组在 3 所医院工作，7 名同志在首都马普托中心医院和约瑟玛噶莫医院工作，另外 15 名同志在德尔加多省医院彭巴医院工作。

当医疗队工作开始得心应手，热带传染病登革热席卷了彭巴地区，流行开来。患者越来越多，医疗队工作越来越紧张。

登革热，是热带、亚热带伊蚊传播的病毒性急性传染病，其特征是高热、皮疹、肌肉和关节剧烈疼痛。因痛如碎骨，故又有"碎骨热"之称。这次登革热的暴发流行，是莫桑比克近 30 年来最大的一次，各地医院开始误诊为流行性感冒、败血症、疟疾等，中国医生周慧玲首先提出登革热诊断，后经日内瓦和莫斯科血液学检查，证实为登革热 I 型和 II 型流行。队员们既要诊治本队战友，又要诊治当地人民，不分昼夜，眼睛熬红了，体重下降了，仍坚持不怠。

二

在这次浩劫中，医疗队 15 名同志患了登革热，由于医疗资源严重缺乏，队员们只能相互照顾，病轻的照顾病重的，送水、喂饭、洗衣服……用集体的力量战胜疾病。得知中国医生患病，莫方政府让医疗队去省药库选药取药；莫桑比克卫生部派人前来慰问，并送来了人体球蛋白；约瑟玛噶莫医院为中国医生腾出了专门病房；保加利亚专家组送来了药品。

同时，中国驻莫大使馆向北京发出了急电，国家得知医疗队遭受了疾病浩劫，立即向医疗队发来慰问电，并组织国内专家讨论诊治方案，空运急救药品。无线电波在北京和马普托之间频繁往返。祖国母亲的关怀给医疗队队员心头注入阵阵暖流。每天，病情轻的同志坚持去医院上班，因为那儿还有众多患者等着中国医生抢救他们的生命。

三

彭巴医院被评上"红旗医院"。这红旗，凝聚着中国医疗队和莫方工作人员的共同心血。医疗队回国前，莫桑比克卫生部部长把一枚闪闪发光的银质奖章赠送给医疗队，表达对中国政府和医疗队的感谢；莫桑比克人民忘不了中国医疗队，忘不了中国人民。

大型客车翻入悬崖，
援东帝汶中国医疗队危急时刻显身手

刘小勇（成都医学院第一附属医院）
第 8 批援东帝汶中国医疗队队员

2019 年 6 月 6 日，正值开斋节，东帝汶全国休假一天。一场突如其来的交通事故，打破了东帝汶人民平静的生活。

当天，东帝汶首都帝力发生了一起重大交通事故，一辆大型客车翻入悬崖，30 多名伤病患者被同时送入东帝汶国家医院（吉多·瓦拉达雷斯国家医院）。由于东帝汶全国放假，当地大部分医务人员处于休假状态。

"大家好，这里发生了一起重大事故，估计有 30 余名患者，需要帮助。" 2019 年 6 月 6 日 19 时 7 分，一则当地值班外科医生发出的求助信息，出现在社交媒体——东帝汶国家医院外科医疗群。"伤情就是命令"，看到这则信息后，正在休假的第 8 批援东帝汶中国医疗队队员们，兵分两路，一队去手术室增援，另一队在急诊科处理抢救伤员。急救、验伤、分类、检查……伤员们在最短的时间内分类收治入院至骨科、重症医学科、普外科、泌尿外科等专科。

在伤员中，23 岁女性伤者梅娜（化名），怀孕 3 个月，车祸造成腹腔大出血、左大腿大面积撕脱伤、双上肢多发骨折、脾破裂、肾裂伤，并出现失血性休克，根据当地医疗条件，救治难度较大，伤者随时面临生命危险。危急时刻，由中国医疗队麻醉科、泌尿外科、普外科、骨科、重症医学科、妇产科专家组成的外科临时抢救小组发挥了重要作用，他们通力配合，对伤者进行了紧急手术，历时 3 个小时，成功挽救了梅娜的生命。当梅娜家属获悉手术成功的消息后，激动万分地说："感谢中国，中国医生真棒！"

最小的伤员是一名 3 岁的小女孩，名叫姆里纳尔（化名），右肱骨中段骨折，双下肢大面积挫裂伤，经过外科临时抢救小组的救治，骨折和撕脱伤被快速处置，姆里纳尔的父亲感动流下了热泪，握着中国医生的手说"愿主保佑您"。

另一小队在急诊科，协助当地医生对 10 余人进行了清创、缝合和心理疏导工作。

当晚，外科临时抢救小组手术团队共实施急诊手术 4 台，一直奋战到 6 月 7 日凌晨 3 时。6 月 7 日早上 7 时，外科临时抢救小组的所有专家又赶到医院，对手术伤员进行了细致地查房，在确认所有患者生命体征平稳后，队员们才又回到驻地休息。在病房内，伤者及家属都对中国医生表示了由衷感谢；当地医生也对中国医生及时伸出援助之手表达了敬意。

医疗队队员们用自己的实际行动展现了"不畏艰苦、甘于奉献、救死扶伤、大爱无疆"的中国医疗队精神，充分发扬了人道主义精神，特别是外科临时抢救小组不知疲倦、夜以继日，得到了当地人民的普遍赞扬，展现了"白衣外交官"的良好形象。

裂谷热吓不走中国医疗队

邵　杰（新华通讯社记者）

尽管严重的裂谷热疫情让他们感到忧虑，但那时正是苏丹人民最需要他们的时候，他们身为医务工作者，必须发扬救死扶伤的人道主义精神，坚守岗位，帮助当地人民战胜疫情。战斗在援苏丹中国医疗队主要工作点阿布欧舍友谊医院的 9 名成员这样说。

世界卫生组织 2007 年 11 月 8 日的最新疫情公报说，苏丹过去一个月中已发现 228 个裂谷热病例，其中 84 人死亡。裂谷热病例主要集中在尼罗河沿岸的白尼罗河州、森纳尔州和杰济拉州。阿布欧舍友谊医院就位于杰济拉州。尽管医院在疫区内，但中国医疗队成员仍坚持在这里工作，没有被这种可怕的疾病吓走。

裂谷热是一种由立夫特山谷热病毒引起的传染病，主要在牛和羊中传播，也可通过蚊子叮咬或与被感染动物接触等途径传播给人。其症状包括急性腹泻、高烧以及肝肾功能受损等，部分患者会因血管破裂死亡。当时还没有针对裂谷热的特效药或者适用于人类的有效疫苗。

内科医生刘静每天都要接触很多患者，面临的威胁也最大。她说，阿布欧舍友谊医院在 10 月 30 日收治了首例疑似裂谷热患者。由于医院的隔离条件差，加上患者的病情严重，这名患者第二天就被转到迈达尼医院，并在那里死亡。阿布欧舍友谊医院上周收治的第二例疑似患者也在入院后不久死亡。目前，这家医院的内科病房已经被用作临时隔离区，随时准备收治裂谷热患者。

其他中国医生也都照常工作。妇科医生李金凤是工作最辛苦的一位医生，不仅白天要兼顾门诊和手术室的工作，而且经常在夜间完成急诊手术，被其他医生尊称为"女铁人"。麻醉医生陈军则身兼数职。由于他是阿布欧舍友谊医院唯一一位麻醉医生，所以任何一个科室有手术，他都要参加。医院的医疗条件很简陋，人员短缺。在手术中，陈军不仅要完成麻醉工作，还要承担手术助手和急救员的任务。

阿布欧舍友谊医院院长伊得利斯（化名）曾担心地问："如果疫情加剧，中国医生是否将撤离医院？"中国医生们都斩钉截铁地回答："只要我们不接到疏散的命令，就不会离开这里！"

在阿布欧舍友谊医院工作的9名中国人，是随同援苏丹中国医疗队于2007年8月到苏丹工作的。虽然来苏丹工作时间不长，但他们克服重重困难，很快就在当地民众中树立起良好信誉，并赢得了广泛赞誉。

（来源：2007年11月10日，新华通讯社，已获得授权使用）

我在塞拉利昂的援外工作

郭玉红（中国疾病预防控制中心）

第 2 批援塞拉利昂固定生物安全实验室第三期技术援助项目专家组成员

塞拉利昂地处大西洋西海岸，环境堪忧，战乱频发、疾病肆虐，霍乱、艾滋病、疟疾、伤寒等传染病发病率较高。

2014 年，塞拉利昂的埃博拉疫情暴发流行，高度传染性和极强致病力让人心惊。塞拉利昂缺医少药，人民求医无门，该国政府向世界发出医疗援助呼吁。为此，我国宣布将派遣公共卫生队伍赴塞提供援助，开启了一场极具气势的国际公共卫生援助。

面对困难，攻坚克难。中国疾病预防控制中心首批派驻专家，尽管出行前对塞拉利昂条件艰苦、传染病肆虐做足了思想准备，但抵达后着实被实况惊呆，感受如此之强烈，至今都历历在目。

异域的生活条件艰苦、设备简陋，传染病防控专家面对异域饮食不得不自食其力，在非洲大西洋畔，开展了自身的厨艺进修。

在这里，大家需要零起点进行公共卫生援建。塞拉利昂电力不能持续，没有研究实验室、没有清洁水源、没有设备、没有试剂等。专家们没有被面前的困难吓倒，开始筹建传染病实验室。电力不足，自己发电；水源条件有限，自筹设备生产实验用水；仪器、设备、物资、耗材等，靠祖国这个强大的后盾。终于，我们的传染病实验室建成了。

在这里，还要克服思乡之痛。抽调援外的业务精英，他们不只是业务骨干，还是家庭的顶梁柱。最大的苦楚来自思亲念乡。奔赴国外时，在对父母的尽孝中，他们缺席；在对爱人的陪伴中，他们缺席；在对子女的教育中，他们缺席。援外工作期限从半年延至一年，并常常受客观条件的限制，归期一拖再拖。队员们将自责和遗憾深藏心底，坚守营地。塞拉利昂的手机和电信网络不足以保障随时联络。在面对老幼、面对爱人的求助时，他们远隔万里，一个及时的电话问候都不能保证。队员们每每想起不能对家人尽责，满心内疚。援外是一种责任，传染病防治无国界，专业的荣誉感和使命感让我们擦干眼泪。塞拉利昂需要我们，能力范围内能做到的事一定要做到。

在这里，我们培养了一支带不走的公共卫生队伍。中国专家扎实的技术，推动了塞拉利昂的公共卫生事业发展。公共卫生援助工作经历了创建之初的"输血式"援助向后期"造血式"援助的发展，逐渐发展为以中方指导为基础，提升当地能力建设，增强当地应对公共卫生的能力的局面。

当地有这样一群人，他们跟我们一起工作，一起面对塞拉利昂的公共卫生事件。医疗队成员各自发挥专长，以沉浸式教学的方式，向当地人员输送公共卫生专业技能。当地公共卫生工作人员感知到工作中取得突破和进展的艰辛，也感知到我们在传授知识时的毫无保留，更感知到我们对他们生命安全的呵护。我们期望，带给塞拉利昂的不仅是一年又一年的外部救助，还有一代又一代的技术自立。现在，这一代人已经成长为能够独立承担某项公共卫生防控的专业人员。

这些年，我们定期开展实验室技能、监测技能和安全意识管理培训，邀请专家现场或网络培训。项目创建之初发展至今天，当地的公共卫生网络已经确立雏形。

忆当初，面对埃博拉疫情的肆虐，中国公共卫生队伍通过真诚援助，与塞拉利昂人民构建了一起生活、彼此关照的友谊之路；经过几批援外专家们的努力，专业已经延伸到公共卫生的大部分领域，树立起中国公共卫生医疗队在国际上的金字招牌。公共卫生网络雏形已经在塞拉利昂的大地上初步形成。

虎年春节，我在布基纳法索为伤员取子弹

宣海洋［中国科学技术大学附属第一医院（安徽省立医院）］

第 4 批援布基纳法索中国医疗队队长

2021 年 1 月 30 日（当地时间），是农历牛年的腊月二十八。虽然身在万里之外的非洲异国，队员们也和国内的同胞们一样，沉浸在迎接虎年新春的喜悦里。此时，一位刚刚转到医院来的枪伤患者引起了我们的关注。

1 月 23 日，布基纳法索首都瓦加杜古发生军事政变，46 岁平民珍妮（化名）遭受无妄之灾。受限于紧张的政治局势和当地医院的医疗水平，珍妮在枪伤后一直没有得到进一步的检查和治疗。直到一周后，才被家人送到了布基纳法索首都瓦加杜古的唐加多戈医院，这里也是我们中国医疗队驻点的医院。

急诊胸片和 CT 检查发现，子弹射进了珍妮的右肺，右侧胸腔有积血。不幸中的万幸，子弹避开了心脏、大血管、气管等重要器官组织。经过与住院医师穆萨（化名）的讨论，认为需要尽快进行手术治疗，取出子弹，避免出现气胸、大出血和肺部感染等严重并发症。

做术前安排时，穆萨好像想到了什么，他突然抬起头问我："宣医生，现在是中国最重要的传统节日春节吧！我知道这个时候你们是要和家人团聚的，把手术往后推一推吧？"我笑着说："放心吧！我来做手术！在中国，医生就是患者的健康'保护神'，不论是节假日还是正常上班，不管条件如何恶劣，只要患者病情需要，我们就会在！"

手术安排在 2 月 3 日，中国虎年大年初三。一大早，我来到手术室，像往常一样摆体位、消毒、铺巾、开胸。打开胸腔后，发现珍妮不仅胸腔内有积血，而且肺叶和胸壁也广泛粘连，尤其是子弹穿透胸壁的地方，黏得特别紧。仔细分开粘连，吸除胸腔积血，在右侧下肺叶切开一个小口子，子弹被顺利取出，随即又修补好了肺叶。手术很顺利，在场的医护人员都长出了一口气。

恢复中的珍妮后来告诉我们，她家住在离布基纳法索首都瓦加杜古军营不

远的一个小区。1 月 23 日晚，她正在房间里干家务活，突然听到屋外枪声四起，还没有反应过来，就感到背部一阵剧痛，随即就晕了过去。等她再次醒来，发现自己已经躺在医院的病床上了。

身处海外，我们更深切地感受到，在党的领导下，祖国稳定发展，人民安居乐业，这一切是多么来之不易。我们每个人，都要倍加珍惜现在的美好生活。

第四章

多彩生活

微笑国度，幸福之邦

陈　达（首都医科大学附属北京世纪坛医院）

第 1 批援瓦努阿图中国医疗队队员

"什么是幸福？"一直是大家思考的问题。随着现代文明的高速发展，每个人的烦恼也越来越多，我们一辈子都走在追求幸福的路上，却没有几个人能够放松身心享受片刻的幸福。有这样一个南太平洋小国，人口约 30 万，经济并不发达，却连续 2 年被评为"世界上最幸福的国家"。这里的人们都被满满的幸福感包围着，时刻面带微笑，为人友善，这就是瓦努阿图。

作为援瓦努阿图中国医疗队的一员，我在首都维拉港工作 3 个月后迎来了第一次偏僻外岛——坦纳岛巡诊。我们背起药箱跋山涉水，开启了 3 天密集的工作。从坦纳岛医务所里汗流浃背地连台手术，到走访中资机构的义诊，再到颠簸数小时到达部落里送医送药。在这里，我想详细谈谈我见到的幸福。

记得外岛巡诊的第 3 天，我们坐着当地唯一可以使用的交通工具四驱皮卡，在热带雨林和草丛中穿梭，颠簸数小时后来到了一处名为"Imale"的偏僻村庄送医送药。这里的居民患病连到岛上唯一的医务所都极其困难，到首都维拉港更是天方夜谭。

想起以前看过原始部落的介绍，也在非洲实地游览途经一些村庄，这次探寻神秘的南太平洋美拉尼西亚原始部落，一直是我向往的"探险"之旅。

进入部落山村，部落酋长迎着我们乘坐的皮卡走来，向导用当地的比斯拉马语向他说明了我们的来意：这是一批来瓦努阿图无偿提供医疗援助，专程看望村民并为他们送医送药的中国医生。酋长立刻面带笑容地欢迎大家。这也是我第一次最近距离走近瓦努阿图原住民的生活。当地的土著人看到我们的到来，他们既好奇又害羞，一直面带着友善的微笑。孩子们成群结队围在我们周围，纯真和无忧无虑让他们的脸上写满了幸福。走进土著人的"家"，那是用树干、木板、茅草和少量铁皮围砌的房子，房间里只有一张草席，更加有幸的是我亲眼见到了钻木取火。村落里的人共同采摘、共同做饭，像一个大家庭。通过观察发现他们有着非常好的品德，尊重长者，与人为善。通过沟通发现他们生活极为简朴，顺从自然，日出而作，日落而息，饥饿的时候就随手摘香蕉、油梨、杧果、木瓜、菠萝等热带水果为食，渴的时候捧起山泉或喝上一口椰汁，同样凉爽甘美。他们住在木屋，睡在草席，没有自来水水源，没有广播电视，没有便利交通，却很幸福。

凝望着孩子们拿到饼干糖果、彩灯发夹时满足的笑脸；注视着大人们手捧药品物资竖起的大拇指……善良的村民们知道：这是一批来自远方，黑头发黄皮肤的天使。他们用当地的芋头、木薯、蔬菜配上美味的椰汁，做了当地最好的午餐招待他们尊贵的客人；他们争先恐后地带领医疗队队员用最好的火山温泉洗去一身的疲惫……

我们要走了，村民们不舍地凑在车旁，拉着我们的手还有很多话要说，眼里充满着感激……车在颠簸的山路上缓缓驶离，留下了还站在原地挥手的村民和恢复嬉戏的天真孩子们。我突然感受到我和他们一样，找到了幸福！

李凯队长表示，是啊，什么是幸福？幸福是人们对自己理想生活感到满足的主观感觉，幸福感是一种可贵的能力。安全健康、衣食无忧、创造财富、获得尊重、享受人生都是幸福！践行初心、救死扶伤、舍己为人、不辱使命又何尝不是更大更久的幸福！奋斗之后，当我们独处之时，上翘的嘴角掩饰不住油然而生的幸福感，幸福让我们最终回归到内心的平静！

别样工作

冀鸿涛（首都医科大学附属北京同仁医院）

第25批援几内亚中国医疗队队员

　　俗语有云："生容易，活容易，生活不易"，在异国他乡的生活尤其不易。日常繁忙的诊疗工作之余，如何很好地将驻地的生活红红火火地操持下去，就是摆在每个队员面前最大的问题。因为在远离祖国与亲人的西非，快乐生活也是一种别样的工作。

　　俗话说"民以食为天"，援外医疗队亦不除外，队员除了医生的身份以外，兼职最多的就是帮厨工作了。所谓帮厨，就是每天安排两名队员，分为"一助"与"二助"，轮流来帮助延军老师制作队里的一日三餐。

　　手艺精湛的延军老师在首都医科大学附属北京同仁医院营养科工作了20多年，经验相当丰富，仅凭曾在南极长城站工作过13个月的不凡经历就足以笑傲厨艺江湖。

　　帮厨队员的任务主要是洗菜、择菜，帮延老师传递各种调料，顺便在一旁偷师学艺一番。饭菜都做好之后，还要给每位队员分菜。饭后则是收拾餐桌，清洗厨具，打扫厨房卫生。虽然只是三顿饭的帮厨，但一天下来也会感觉精疲力竭。如果刚好被分配到周六日帮厨，则更有如临大敌的感觉，因为周六日是队里安排的延军老师的休息日，这两天的饭菜完全由两名帮厨队员自己完成。这就好像两名实习医生突然被委以主刀的重任一般，那种全队的幸福生活突然寄于己身的压力，不亚于铁肩担道义的责任感。通常提前几天就会开始查菜谱、备原料、询亲朋，在各种忙碌与不安中考虑如何为19名队员做饭。待到开始动手的那一刻，则是充满各种喜感，19个人的饭菜用家用铁锅来炒，几乎每一道菜都需要炒上三锅或者四锅才够吃，如果是准备两道菜的话，则需要炒上七八锅，最后汇总到大盆里，狠狠地搅拌一番，以混淆味道的差距。虽然每次只安排两名队员来做饭，但是通常还会有其他队员伸出援手，帮忙出主意或者打下手，于是加工饭菜的过程就又变成了一场手术或者实验，传递油盐酱醋，帮忙挥铲擦汗，又或者品尝咸淡，好不热闹。

宿舍楼后有一片水泥砌成的几畦菜地，我们重新修整了一番之后种上了韭菜、空心菜、萝卜、茄子、辣椒、上海青等几种容易生长的蔬菜，尤其是韭菜，不愧是坊间传言的"大补"食材，生命力极其旺盛，通常剪完之后几天就又开始疯长，不知是否与土壤或者气候有关。韭菜叶子很细也不高，还很容易开花，于是，定期剪韭菜就成了队里的日常工作之一。每天早饭或晚饭过后，到菜园里逛上一圈，或除草，或浇水，颇有"采菊东篱下，悠然见南山"的情趣，这绝对是在国内没有体验过的农家乐生活。

相对于种菜的悠闲，杀鸡则挑战大家的各种底线。当地华人给队里送来十只鸡，公鸡居多。如何杀鸡就成了大家眼前的难题，虽然队里有很多"玩刀"的外科大夫，但是都没有杀鸡经验。队长王宇则挺身而出，主动揽起杀鸡的重任。于是，全队上下齐戴口罩帽子手套，互相配合，从烧开水、抓鸡、杀鸡，到放血、拔毛一气呵成。

除了帮厨，大家还纷纷承担队里的其他工作。比如张冰负责队里的车辆管理。几内亚对于汽车保养的意识似乎很淡薄，在科纳克里几乎没有看见过汽车销售服务店，汽车的保养也都是在遍地可见的加油站完成。和国内的推销式保养不同，在这里保养内容完全是自选的，保养人员完全听你的安排。当然，保养条件也很简陋，地点通常位于加油站的一角，很像国内高速公路上加油站里的汽车维修点一样。每天巡视车辆是张冰的日常工作，队里的司机开车都很勇猛，再加上科纳克里市区的道路遍布大坑小洼，轮胎的损坏非常严重，有时轮胎上有明显的裂缝，司机们也照开不误。而队里的汽车维修经费又很有限，无法购买新轮胎，就只好从其他报废的车辆上更换一个半新不旧的继续驰骋。

在医疗队这个大家庭中，每一位成员都在尽自己所能充实着援外生活。每一名队员都在用自己的智慧和热情在西非这片热土上别样地工作，快乐地生活。

弗朗斯维尔随笔

李修强（天津市东丽区中医医院）

第 19 批援加蓬中国医疗队队员

一眨眼，我离开弗朗斯维尔已经有 5 年的时间了，虽然没有在梦中再回到那个地方，但是确实在很多时候，我会回想起在那里的工作和生活，它总会给我带来一些美好的回忆。

"弗朗斯"在法语里就是"法国"的意思，"维尔"是"城市"的意思，"弗朗斯维尔"在法语里就是"法国城"的意思。我原以为在法国城可能会看到很多法国人。不过，在那里很少能看到法国人，倒是看到了一些黎巴嫩人，他们主要是在那儿开超市做生意。这些祖国陷入战乱的人，就像无根的浮萍，全世界游荡，有时候他们看病会通过非洲朋友介绍，就是希望我们给予照顾。联想到他们战乱的国家，我更感到生为中国人的幸运。

在弗朗斯维尔，我们就是外国人。记得当时非洲杯在加蓬举行，弗朗斯维尔也是其中的一个比赛城市。那段时间，男队员们都结伴去看比赛。观众席上，居然有很多当地朋友主动跑过来找我们合影，我们成了颇受欢迎的外国人。他们以和中国人合影为荣，这让我感到作为中国人的自豪。

非洲人很有意思，他们是天生的乐天派，一点儿小事都会让他们大笑开怀。仔细想来，在那么艰苦的当地条件下，年复一年地生活在那样的环境当中，如果不乐观又能怎样呢？他们最向往的国度，当然是法国，还有其他欧洲国家，可是没有多少人能够移民去法国。在这里我遇到的当地人都非常朴实友好。无论大人小孩见到我们都会笑着说"你好"，他们的发音很标准，我们听得很清楚。也不知道他们的中文是从哪里学到的，不过通过他们朴实、面带笑容的表情，我们确确实实能够感受到他们对于中国人的善意。

弗朗斯维尔的气候很是有意思，没有四季变化，除了旱季，就是雨季。在雨季，几乎天天下雨，有的时候早晨起来，房间外面就是阴云密布，大雨倾盆，我们会想，在这样的天气里将如何开展工作。很有意思的是，到 7 点 30 分的时候，雨就停了，然后太阳就升起来了，好像路面上的水都渗到地底下去了一样，路面又变得干爽起来。患者们穿着拖鞋不紧不慢地走向医院，我们一天的工作也就开始了。

热带地区植物的生长速度非常快。我们在驻地边上开辟出一小片菜地，试着种菜。各种蔬菜生长得非常好，即使对于我这样一个从来没有干过农活的人，也能够种出西红柿、豆角、黄瓜、冬瓜等蔬菜。2017 年，天津市卫生健康委领导到我们工作的弗朗斯维尔来看望慰问医疗队队员，了解有关情况。2018 年 5 月，国家为了改善援外医疗队队员的生活条件，从国内运来了物资，新建了蔬菜大棚，我们的吃菜问题得到极大的改善。后来呢，我又尝试种植中药，只可惜时间太短，还没有成功就回国了。我在想，如果能够把中药种好，也许就能够在非洲把中医工作更好地开展起来。

当地商贩们通常很友好，我有一次买了甘蔗，想要带回去吃。在路过另一个摊贩时，她把我叫住。她身材高大，手里拎着把大刀，吓了我一跳，不知道她要干什么。她让我把甘蔗给她，我就交给了她。她把甘蔗放在她卖菜的板子上，用刀把甘蔗切成几段，然后又找了个塑料袋子给装起来，交到我的手上，我对她说："谢谢！"

那段经历将永远驻留在我心中的某个地方，时而跳出来让我品味美好的记忆。

在非洲过节

闫　莉（大同市第一人民医院）

第 10 批援喀麦隆中国医疗队队员

在非洲的日子真的是有苦也有乐。国外有很多节日，但凡重大节日，我们作为中喀友谊的友好使者总是被邀请去参加，很容易受到节日气氛的影响而感到快乐，有时候也非常震撼。

喀麦隆的节日很多，宰羊节是一年中最盛大的节日。平时衣衫简陋的人们一大清早就全都穿上节日的盛装，让人眼前一亮。成百上千的伊斯兰教徒随着德高望重的阿訇（波斯语，意为"教师"）集体朝着一个方向整齐地虔诚地祈祷朝拜，那个场面非常壮观，非常震撼人心。礼拜结束后，人们说笑着回家开始宰羊，把羊肉分赠给亲朋好友，街头巷尾到处充满了节日的气氛。

应医院护士巴嘎里（化名）热情的邀请，那年的宰羊节我们去他家做客。听说中国的医生来了，巴嘎里的妻子忙着为我们准备非洲小吃，一种类似我们山西省大同市过年做的炸酱面果子；还热情地请我们品尝当地未经细加工的原味纯咖啡。巴嘎里一边给我们烤羊肉，一边风趣地讲述发生在中喀人民之间的动人故事，让我们深深地感受到了喀麦隆人民对中国医生的浓浓情谊。

在喀麦隆的第一个宰羊节，我们这些外国人第一次大开眼界。如果这时你来到这里，看到这里的蓝天白云、青草小河，闻到空气中弥漫的野花芳香，耳中听到他们的祷告声，你会看到医院外的世界，除了贫穷、痛苦和疾病以外，人们还在追求的美好生活。

俗话说："每逢佳节倍思亲。"在国外过节最想家的时候就是中国的传统节日——春节了。在喀麦隆的吉德市，就我们十三个中国人，所以春节在我们心中格外重要。

在节前的好几天里，医疗队的全体队员在下班后就开始着手准备。大年三十那天，大家早早地起床。先是用五颜六色的彩带和色彩艳丽的彩灯把各自的宿舍和活动室装饰一新。上班前，我们在院内每个门上贴大红"福"字、"出入平安"等字。大家还特别隆重地在大门口挂上了大红灯笼和用汉字书写的"欢度春节"的大红横幅。整个中国医疗队驻地的大院内洋溢着欢天喜庆的节日气氛。红"福"字、红对联成为当地的一大景观，吸引大批非洲人参观、拍照。他们很奇怪为什么我们这些外国医生一夜之间就把这里贴满了红色的"符咒"，而且无法理解我们的"春"的概念，更想象不出四季轮回的感觉。

当地医院特地为我们医疗队放假半天。一下班我们全体队员齐上阵，一起包饺子。由于时差的问题，大年三十晚上中央电视台的春节联欢晚会在当地时间的下午1时就开始了。小小的电视屏幕上不断出现欢乐场面，大家望着窗外依旧蓝蓝的天空，想象着如果在国内，正值灯明星稀的除夕，远在异国他乡的我们，只有遥祝家人平安。

晚饭后，院里院外的灯笼、屋里屋外的灯全部都被点亮，灯火通明，将整个大院照得亮堂堂的。院门口点起了早已准备好的冲天旺火。旺火旁大家跳起了欢快的交谊舞。在这里没有漫天飞舞的雪花，没有凛冽的冬日寒风，只有远处草原上吹来的微风，合着婆娑的杧果树的树影，天上的星光与地上的火光交相辉映，过节的中国人敲着锅碗瓢盆，喊着"过年啦"，周围的当地人也一同兴奋地跟着呼喊，似乎我们的情绪也感染到了他们。我们都是第一次穿着夏天的单衣衫过春节，新奇的体验让想家的情绪渐渐地淡化下来。这是我们在遥远炎热的非洲度过的别有特色而又令人难忘的春节。

从非洲回到家乡后，我对非洲就有了一种特殊的情感。凡是有关非洲的事情都让我觉得非常亲切。不管是中央电视台的纪录片《走进非洲》，还是奥斯卡获奖影片《走出非洲》，我都认真地欣赏那无比壮丽的非洲风光，一次次去回味那淳朴真挚的非洲情感。

读儿子的信

——布阿法的记忆

周　玲（上海市第八人民医院）

第100批援摩洛哥中国医疗队布阿法分队队员

长时间在国外工作，远离祖国、家人和亲友，渴望亲情，但只能遥寄相思。因此，上网发邮件、阅读亲友的来信，就成了援外医疗队队员业余生活中的一件大事。我家孩子正在读高中，更成了我心中的特殊牵挂。在远离祖国的一年里我一直默默地祈祷：亲爱的儿子，没有妈妈的日子里你要珍重自己！今天，我收到了儿子发来的邮件，突然发现，在我出国的一年里，儿子长大了，懂事了许多，我想，这也算是我来非洲工作的意外收获吧！儿子的来信不仅仅是亲情的表达，更是对我援外工作的一种鼓励，坚定了我既做好白衣天使，又做好民间大使的决心。

儿子来信的全文如下：

亲爱的妈妈：

您离开家去非洲的摩洛哥工作已经整整一年了，儿子好想您啊！听爸爸说您最近胆囊炎、胆石症又发作了，儿子知道您所工作的哈桑二世医院甚至是全省只有您一位妇产科医生，肯定是工作太累、太疲劳了，此时此刻，儿子好想给远方的您打个电话，为您送去儿子的问候，但又怕打扰了您的工作，只好通过这封邮件告诉您：妈妈，您好伟大！

妈妈，记得上次同您通话还是春节前，正是儿子期末考试的时候，本想告诉您马上就要大考了，心里有点儿紧张，可是您没有等我把话说完就对我说："有急诊，我得去抢救患者了。"就匆匆挂了电话。儿子理解您，不怪您，在您身边长大这些年，您爱我，疼我，但只要一有患者，您就会把我忘得干干净净，儿子已经习惯了。

摩洛哥的卡萨布兰卡市发生了恐怖爆炸，荷赛马市发生了大地震，我和爸爸以及国内的亲朋好友都为您的安全担心，好几次打电话给您，接电话的叔叔说您做手术去了。我们约好打电话的时间也找不到您。同学们问我，你妈妈没事吧？我说，我和妈妈总也联系不上，是因为她工作太忙了。同学说，你的妈妈一定很能干，我肯定地点点头，并告诉他们，您是一位好妈妈！

妈妈，有一句话我憋了整整两年都没说出来。记得2年前的5、6月，正是我中考冲刺的时间，我好羡慕我的同学晚自习结束都有妈妈接，都有鸡汤喝，而您总是在医院里忙碌。考试前3天，学校放假，您把我扔在您的朋友家里就走了，我真想大哭一场，和您吵上一架。中考的第一天上午下大雨，您说好来接我的，可是从考场出来，我眼看着家长们打着伞把考生们一个个接走，可就是不见您的影子。我站在马路边，泪水伴着雨水在面颊滚落，只好在路边的快餐店吃了一份快餐，硬是坐到下午开考。晚上，您回到家，我气愤地对您说了一句："你不配做我的妈妈！"

去年"非典"疫情期间，同学们都享尽了妈妈的呵护和亲情的温暖，可您远在非洲，而爸爸又整日在医院里忙碌。那天，爸爸从医院给我打了个电话，说妈妈在非洲肯定非常关心你，只是非洲经常刮沙尘暴，信号总也不通。儿子理解您的性格，也理解您的敬业，只是想多得到一点儿您的叮咛，可您却总不能满足我。同学问我："你妈妈不喜欢你吗？"我气愤地说："她不配做我的妈妈！"

可是今天，我却要告诉我的同学和老师，您是一位好妈妈！

我终于明白了，您为什么年轻时选择了从医，为什么在37岁时放弃从政选择了继续做医生，为什么您工作时会忘记一切……儿子明白了，突然间明白了我原来有这么一位好妈妈，明白了妈妈教给我的是做人的道理：做一个有责任心的人，做一个诚实敬业的人，做一个宽容大度的人，做一个对社会有用的人。

妈妈，明天是儿子的生日，您17年的养育之恩比天高、比海深！您总是说，儿子是您的骄傲，可是，我想说，妈妈，儿子因有您这样一位好妈妈而自豪。听说您在非洲工作很忙、很累、很苦，您拯救了许多濒临死亡的非洲妇女，迎接了无数新生命的降临，那里的人民都很爱戴您，您不但是一名援外医疗队队员，而且成了中国和摩洛哥两国人民的"民间大使"。妈妈，儿子因您而骄傲！

爱您的儿子筱舟（化名）

2004年3月4日

家 书

沈建松（盐城市第一人民医院）

第 14 批援圭亚那中国医疗队队长

亲爱的老婆：

你辛苦了！你和女儿都还好吧？

一眨眼，我来到南美洲圭亚那参加援外医疗工作已经半年多了。当初在我报名参加第 14 批援圭亚那中国医疗队、并被选为医疗队的队长时，你说你一直感到很纠结、委屈、不舍、困惑、迷茫、难过，始终处在忐忑与紧张的状态中。但当我一次次和你讲述我国援外的历史以及援外医疗的意义时，你知道我已有了明确的方向和坚定的信念，你默默地选择支持，试着接纳一个新的生活状态。

圭亚那离中国一万多千米，位于南美洲东北部，属于热带雨林气候，这里湿度很大，一年都是夏季。我们援助的是首都乔治敦公立医院和林登公立医院，条件都十分简陋。

圭亚那实行免费医疗制度，但公立医院等医疗资源不足，私立医院医疗费用昂贵，所以我们所在的公立医院患者很多，正常门诊都要预约两周以上，一般的检查要三到四周，手术预约正常要三个月，好多患者一早要赶三四个小时的路程来看病，老百姓看病很难。我们医疗队的所有医生看到这里的医疗状况，每天都想多看几个患者，多做几台手术，尽我们最大的能力帮助圭亚那人民。

记得某天早上，医院的急诊科打来电话说来了一个尿毒症患者，情况很急，要求急会诊。原来是名糖尿病肾病的尿毒症患者，患者已经神志不清，呼吸急促。经过检查，我立即判断患者并发了急性肺水肿和左心衰竭，随时有死亡的风险，就立刻安排患者血液透析治疗。但是透析半小时后，患者全身大汗淋漓，血压下降。我和同事讨论后，调整了透析方式，先用单纯超滤的血液净化模式脱水，然后再做普通的血液透析治疗，患者的血压逐渐上升，呼吸也趋于稳定。透析结束后，患者保住了性命，抓住我的手一直道谢："多亏你救了我的命，谢谢！谢谢！"

半年来我们医疗队倾情服务当地百姓，取得了很好的成绩。结合圭亚那的疾病特点，我们医疗队开展了12项医疗新技术和新项目，得到了广泛赞誉，并在圭亚那报纸和电视台广泛报道。

在开展医疗工作之余，我们还积极赴圭亚那偏远地区开展巡诊、义诊活动，扩大医疗队服务范围及影响力。有一次我们医疗队去蚊虫肆虐的原始林区——夸夸尼社区巡回义诊，路途遥远，车程5个多小时，道路崎岖，途中还要摆渡过河。夸夸尼社区是圭亚那原始丛林深处的一座小镇，当地生活、医疗条件极其落后。当地卫生院仅有1名轮转医生和1名护士，且药品短缺，大多民众无法得到及时、妥善的治疗。在就诊现场，诊治当地居民高达200余人次，队员们任劳任怨，顶着高温一一为当地居民进行了血压测量、血糖测量、体重测量等基本体检项目，并就患者的不同需求进行专业分诊。我们医疗队用实际行动为增进中圭两国的友谊做出了应有的贡献。

在圭亚那一提到中国医疗队，当地老百姓都竖起了大拇指，总会说"中国医疗队很棒！"亲爱的老婆，我希望你和女儿以我为荣，希望祖国以我为荣。你们都是我最强大的精神支柱。我们的女儿聪明懂事，学习上进，善良温柔，这都与你的辛劳付出是分不开的。每当我特别疲惫和孤独时，你和女儿的照片、视频，就是我放松的最佳法宝。我每天晚上都是看着你们、念着你们进入梦乡的。我的心永远和你们在一起，和祖国在一起。

大概在一个月前，我生病发热，那个时候特别想念你和女儿，不过现在都过去了，请你放心，我会照顾好自己的。快过年了，国内的年味儿越来越浓了吧！过年的东西是否置办妥当？很想陪着你们一起准备年货。多给妈妈打打电话，有时间陪她出去逛逛，我这个做儿子的没有办法陪在她身边，告诉她我在这里一切很好，让她不要担心，希望你替我多尽一份孝心。

好好照顾自己和女儿！

沈建松

2019年1月24日写于南美洲圭亚那乔治敦

豆沙包与福提拉

陈伟峰（常州市中医医院）

第 17 批援马耳他中国医疗队队长

2022 年北京冬奥会，马耳他代表团运动员珍妮斯·斯皮泰里（Jenise Spiteri）因在比赛间隙吃豆包走红网络，"豆包小姐姐"被两国主流媒体报道后，屡次登上社交媒体热搜榜，"豆沙包"这一中国美食引起了马耳他人民极大的好奇。

为了满足马耳他人对于"豆沙包"的热情，我们第 17 批援马耳他中国医疗队走进马耳他大学和马耳他旅游学院，教马耳他朋友制作美味的豆沙包，请他们品尝中国的药膳。开餐前的中医药文化传播自然是少不了的，我告诉马耳他的朋友，中医药是中华优秀传统文化的重要组成部分，中医讲究"药食同源，医食同根"，药膳在中医药基础理论的指导下进行辨证施膳，在烹调中加入各种滋补营养、防病、祛病、强身健体等中药材，具有极高的文化价值和实用价值。地中海地区冬季多雨潮湿而夏季炎热干燥，红豆（通常指赤小豆）具有补充营养、消肿利尿、健脾胃、补血的功效，是非常适合该地区的食物。

吕达焰师傅大展身手，手把手教现场的观众和面、分剂子、擀皮、包包子。这对于马耳他人来说难度并不大，因为当地人以面包和面条为主食，当地人最喜爱的一种非发酵面包"福提拉（Ftira）"，被列入联合国教科文组织人类非物质文化遗产代表作名录。大家跟着吕师傅一起，很快几十个浑圆包子就包好了，就在大家疑惑如何把它们烤熟的时候，吕师傅端出了提前蒸好的包子。

马耳他人品尝后感叹，豆沙包制作工艺复杂但有趣，包子皮麦香四溢，豆沙馅味道甜而不腻，和马耳他人喜欢的椰枣泥几乎一样！费内奇（化名）女士开玩笑说，这种包子和马耳他面包不同，完全不需要抹橄榄油或者黄油就很松软了，顿时一片笑声。玛莎（化名）先生解释说，这是用蒸汽蒸熟的，面团也是经过发酵的，所以当它吸饱了水，外形像海绵一样，口感却像奶酪奶油般入口即化。手工制作的福提拉面包的烘焙温度更高，外壳较硬，但内部松软多孔，马耳他人常常将其切开，将番茄、金枪鱼、酸豆、橄榄及橄榄油等夹在其中，营养丰富而均衡。

吕达焰师傅精心制作的木耳黄花菜、黄芪枸杞鸡汤、蜜汁莲子红枣、秘制肉桂排骨等一道道药膳更受大家欢迎，赢得了阵阵掌声，大家聚集在药膳面前拍照、讨论，不断请教菜品用了什么调料、有哪些中药、有什么功效等，我们一一作答。听众们一边品尝美味的药膳，一边表达自己对中医文化和药膳文化的喜爱。"中国人太厉害了，这些药膳简直就是艺术品！"烹饪艺术专业的罗纳德·布里法（化名）教授不禁感慨道。他自己曾经在中国山东省学习过1年的鲁菜，非常喜欢中国和中国菜。

饮食是两国人民相互认识、了解的重要渠道，我们每批援马耳他医疗队的厨师都有自己的绝活，通过巧妙的构思结合中医药制作美味的中医膳食、精致的点心和中药茶饮，和马耳他人一起感受中国文化的魅力。马耳他人也喜欢分享他们的美食，枣泥酥饼、传统糕点、圆面包、福提拉、帕斯提滋起酥面包、烩兔肉、烩蜗牛等。我们与马耳他人民在饮食交流中结下了深厚的友谊。

其实，自1984年开始，援马耳他中国医疗队通过不同形式的活动推广和传播中医药文化，通过教马耳他人说中文、开展中医讲座、进行中餐的制作和品尝等，使马耳他人对中医药文化、中国文化产生爱好、了解并认同，为讲好中国故事、展示中国形象发挥了积极的作用。

当好中马两国民心相通的友好使者

——寄给祖国的家书

史江峰（徐州市中医院）

第 14 批援马耳他中国医疗队队长

亲爱的祖国母亲：

在春节来临之际，您的孩子在遥远的地中海岛国马耳他，祝愿祖国繁荣昌盛、人民平安幸福。

2018 年 6 月底，第 14 批援马耳他中国医疗队抵达马耳他。初来乍到，在这里，无论是语言、生活起居还是工作节奏都与国内存在着较大的差异，队员们没来得及完全适应就马上投入到了繁忙的工作之中。

我们的队员每周要轮流到马耳他国立圣母医院、戈佐总医院坐诊。船是唯一的交通工具。海面风大浪高，对我们来说，晕船呕吐早已见怪不怪。马耳他缺少淡水，土地干旱，蔬菜依赖进口。我们的餐桌上经常只有包菜、洋葱、马铃薯。

因四面环海、气候潮湿，在马耳他，关节疼痛类疾病较为多见。然而，在马耳他，医疗队只能运用外治法解除患者病痛。经过医疗队 6 名队员反复琢磨与研究，综合运用针刺、推拿、拔罐、理疗以及中药外敷等疗法治疗关节疼痛类疾病，效果良好。

我们利用节假日或下班时间进校园、到社区，开讲座、去义诊、办会展、传文化，积极服务当地民众。在我们看来，这也是彰显中国医生良好形象和高超医术的良机，我们要抓住这些机会，向世界更好地展示、弘扬中医文化。

去年 10 月，有一件事让我们非常有成就感。由医疗队承办的"仁心仁术——中国传统医学展"在马耳他最大的医院国立圣母医院开幕。展览的两个月间，中医药文化受到了马耳他各界人士的"追捧"，讲座场场爆满，从政要到普通民众均给予好评。努力换来了如此大的回报，我们感到由衷高兴。

一分耕耘一分收获。医疗队生活区域的墙面上写着"不畏艰苦、甘于奉献、救死扶伤、大爱无疆"这 16 个醒目大字。经历了一批又一批援外医生的努力拼搏和无私奉献，中医才在马耳他有了今天的好口碑。20 多年来，医疗队已累计诊治病患 21 万多人次，相当于马耳他总人口的一半。

当地民众听到我们是中国医生，就会竖起大拇指说："中国，真棒！"听到这句话，我们就有满满的成就感。我想这就是家国情怀吧！为国争光不是一个口号，而是我们在这里勤奋工作的精神支柱。每当我们面对困难不知如何应对的时候，想起肩上的重担和祖国亲人的期盼，我们心中总能燃起无限的希望和动力。

面对紧张充实而倍感自豪的援外时光，希望家人以我们为骄傲，孩子们以我们为榜样。虽然不能陪伴他们，但我们时刻牵挂着祖国和家中的亲人，并把这种牵挂转化成工作前进的动力。

请祖国母亲放心，我们一定做好中国传统医学文化的传播者、护佑生命的白衣天使，当好中马两国民心相通的友好使者，完成任务、光荣凯旋！

（来源：2019 年 2 月 8 日，《人民日报》，已获得授权使用）

万里之遥守候初心：祖国是我的坚强后盾

周　勇[台州市中心医院（台州学院附属医院）]

第 26 批援马里中国医疗队队员

自 20 世纪 60 年代中国向非洲派出第 1 支医疗队，历经一甲子，一代代医务工作者的坚持，从未停下脚步。援非医疗，宛如一曲生命赞歌，回荡在中非友好的磅礴史诗里。

"祖国，永远在我心中"

北纬 12° 4′，西经 7° 59′，万里之遥的马里。2019 年 1 月 12 日，我和我的队友出发前往"新家"——马里首都巴马科，开启了近两年的医疗援助工作。

飞机进入马里的上空，透过舷窗，目光所及，皆是大片红黄色、干枯贫瘠的土地，少有绿色。初到马里，炙热的天气和"热情"的蚊虫更是令人记忆犹新。去往驻地路上，颠簸的红土路，破败低矮的民房，仿佛一切都是灰蒙蒙的。凌晨，隔壁村庄清真寺传出虔诚的祷告声，我的援非生活开始了。

在巴马科，马里医院、援马里中国医疗队驻地是浙江大道上的两个地标，也是医疗队队员工作和生活的地方。驻地的食堂墙上一面五星红旗的上方六个鲜红色的大字甚是醒目——祖国在我心中。援马里的岁月里，无论环境如何，这句话让我和医疗队里每个队员始终坚信：祖国与亲人就在身边！

"他乡，我们坚守医者初心"

由中国政府在 2011 年援建的马里医院，是当地的"明星医院"。然而，马里医院的现状让我意外：我所在的检验科，设备老化严重、疏于管理，很多处于"超龄服役""带病上岗"的状态；维护人员缺乏；试剂时常因断货而无法工作；许多项目还是手工操作。

除了设施落后，老百姓的就医状况更令人叹息，由于贫穷，马里老百姓对于疾病大多是能拖则拖，往往错失了最佳的治疗时间。

记得刚到马里医院的第二个月，遇到一个 20 岁小伙儿，送来时高热昏迷、皮肤黄染瘀斑，是典型的"高白"（高白细胞性白血病），患者需要做骨髓穿刺，以确定是否为急性白血病。我立即与当地医生和患者家属进行沟通。可惜由于没钱治疗，没多久他就去世了。一个年轻的生命就此凋零，我为自己无力挽回而感到无助和懊恼。我下定决心，只要有可能就必定全力以赴！此后，我进一步加强和血液科医生的沟通，筛查出多例血液系统方面的病患，收获了医生和患者的信任和赞许。

闲暇时间，我也没有停下脚步：将日常碰到的典型病例总结起来，发表在专业的网络学习平台上；联系国内细胞学平台开展捐赠教学书籍活动；开展全新的图文报告模式；带教马里实习医生，鱼渔兼授……

巴马科的雨季，天空云彩和晚霞是绚烂多彩的。但伴随而来的是肆虐的蚊虫，因此，疟疾患者也越来越多了。显微镜下找到疟原虫是治疗的直接依据。为此，我经常是看得眼冒金星，但看到患者能及时准确应用青蒿素治疗并好转，便觉得再辛苦也值得！

"祖国，是我们的坚强后盾"

在巴马科，出于安全考虑，队员们过着往返于医院和驻地之间"两点一线"的生活。

作为一名足球运动爱好者，我利用业余时间，组织村里的青少年，在医院空置的荒地上自己动手，建造简易的足球场，有计划地组织附近村庄球队相互切磋。在这个过程中，我发现当地不少孩子连一件像样的球衣、球鞋都没有，时常有孩子穿着露脚趾的凉鞋甚至光着脚踢球而导致腿脚受伤的情况。看着他们那么热爱足球，我深受感动，脱下球衣送给他们，并号召国内的球友组织募捐活动，将来自中国的爱心球衣、足球装备、学习用品送到当地孩子手中。一句 Merci（法语"谢谢"的意思）、一个开心的笑容、一群场上矫健的身影，便成了我最大的收获。

疫情肆虐非洲大地时，是强大的祖国第一时间伸援手，防疫物资、检测试剂设备及时到位。让我们坚定地和非洲同胞手挽手，心连心，共同抗击疫情。

深入体验马里人民的生活，融入其中，做朋友，拉家常，结下深厚友谊。

多半个世纪以来，援马里医疗队涌现出父子接力、伉俪同行等感人故事。一代又一代医疗队队员接过接力棒，传承着爱之火种、心之友谊。援非 60 周年之际，衷心祝愿：中非友谊天久地长，援非合作利在千秋。

踏上非洲的第100天：
让中医"藤蔓"在西南大陆盎然生长

陈 瀛（浙江省中山医院）

"早上好，医生！"早上7时45分，第15批援纳米比亚中国医疗队队长李邦伟和队员们来到诊室门口，长凳上已经坐满了等待治疗的患者。这是医疗队踏上非洲大陆的第100天，他们的针灸推拿门诊已经完成了近3 000人次的治疗。

陌生的环境和陌生的脸

纳米比亚首都温得和克，蓝天无垠，土地广袤，气候干燥。一张张黝黑的脸，洋溢着真诚与淳朴。这里的一切，都让中国医疗队队员感到新鲜。当然，也有挑战。

断水、断电、语言障碍……是每一位医疗队队员首先要面临的挑战。

姚丹是医疗队的一名护士，不仅要负责医疗队内的日常护理，还负责患者的信息登记和院内转诊沟通工作。语言障碍"连猜带比画"勉强还能对付，"识人"可真是一个大问题。因为异族效应，姚丹分不清当地人的长相，每位患者在她看来都长得差不多，每一次在确认患者信息时，她必须反复核对，生怕出一点儿差错。

一天，姚丹来到医院急诊科为患者办理转诊，初来乍到，没有一个认识的人，十分着急。她拉住急诊科的一位护士，表明自己中国医疗队队员的身份并说明了来意。没想到，对方很热情，全程协助办完了所有的事情。护士头上闪亮的珍珠发圈和珍珠耳环，热情洋溢的脸，给姚丹留下了深刻的印象。

"Yolanda（姚丹英文名）！"5月的一天，姚丹正在治疗室门口发放口罩，她回头一看，是漂亮的珍珠发圈、闪闪发光的耳环和那张永远微笑的脸。虽然只有过一面之缘，两人却有着一见如故的亲切感，从那以后两人互留了联系方式，姚丹去急诊科沟通办事也方便了许多。"当有一个人走入你的世界时，好像突然就推开了一扇门，我开始能辨认出当地人的样子，记住他们不同的美了。"

神奇的中国医生，神奇的中医魔术

温得和克的卡图图拉医院是一家公立医院，来就诊的大多数是当地的普通民众，第15批援纳米比亚中国医疗队就在这里工作。前后十几批中国医疗队的精湛医术和忘我付出，让越来越多的纳米比亚人民看到了针灸推拿的神奇疗效，甚至爱上针灸推拿。

每天一早就有很多患者等候在诊室门口，他们中有些曾受益于针灸推拿，有些是家人朋友介绍的，有些从电视上看到，从七八百千米远的地方赶来寻求诊治。就诊患者中大部分是因为疼痛过来的，他们长期遭受病痛折磨，止痛药已经不能解决他们的问题，又缺乏其他的医疗手段。他们接受完针灸推拿治疗后感觉到身体疼痛减轻甚至消失，脸上会浮现无比幸福的笑容，有的还情不自禁在诊室里跳起了热情的非洲舞。

有一位脑卒中偏瘫患者，在当地电视上看到有中国医生在卡图图拉医院坐诊，得知针灸可以治疗脑卒中后肢体活动障碍，于是来到了医疗队门诊。他的女儿在留言簿上写下一段话：爸爸经过第一次治疗后，在家人辅助下可以上下楼梯，这在治疗之前是做不到的，希望中国医疗队能待久一点儿。

来这里观摩的当地医学生和实习护士常常会发出这样的疑问：你们的针是什么做的？里面含有什么特殊的药物？为什么疗效如此神奇？

每当这时，诸波会开玩笑说："哦，这是中医魔术，我们中国医生都会变魔术。"转而，他又会主动"揭秘"针灸的"神奇魔法"，告诉他们中医治病的手段是非常多的，针灸推拿只是其中一部分，我们还可以运用拔罐、刮痧等零药物方法治疗疾病。

"We need more Chinese medicine doctors（我们需要更多的中国医生）！"面对这样的认可，作为中医医生，作为中国医疗队队员，诸波感到无比自豪。

在孩子们心中栽下中医药的种子

第15批援纳米比亚中国医疗队由浙江中医药大学附属第三医院整建制派

出。队长李邦伟有一种有别于以往援外的体验，他们是一个团队，更像是一家人，在异国他乡相互支持。他们也承担着更多的责任，就是让我们的中医药文化在这片非洲大陆像藤蔓一样生长。

为了这个目标，他们多次走进孔子学院教学校园，走上讲台为当地中学生做中医讲座，开展中医技术体验活动。他们以人体穴位模型、针灸针、艾条、火罐等为教具，讲解中医知识，传播中医药文化。孔子学院的师生们通过现场体验传统中医疗法，对中国传统医学有了更加直观的认识和感受，一个个竖起的大拇指和写满惊叹的表情，是对中医最好的褒奖。

一位参加活动的高中生说："今天一天的学习更多是关于中医的，很有趣，很有用，我学到了很多东西。"孔子学院的首都教学点谢菲迪中学校长亲身体验了针灸、拔罐等传统中医项目后表示这样的教学方式应该成为常态，让同学们在学习中国语言文化的同时也能亲身体验中国传统医学的魅力，希望这样的活动能在当地学生的心中种下中医药文化的种子，开出绚烂的花。

中医是中国的，也是世界的。"卡图图拉"在纳米比亚赫雷罗族语中的原意是"我本不属于这里"，但是每一位接受过中国医疗队诊治的当地居民都希望他们能永远留在这片土地，希望神奇的中医"藤蔓"能在这片土地生生不息地生长。

"中国医生是我的朋友"

廖世杰（宜春市中医院）

第16批援突尼斯中国医疗队队员

第16批援突尼斯中国医疗队在2004年10月进驻克比里省医院，经过紧张而有序的交接班后，各项工作步入正轨，但是生活上的问题摆在了大家的面前。

克比里省地处世界著名的撒哈拉沙漠边缘，生活环境恶劣。当地人说突尼斯有"二苦"，克比里省一样都不缺：一是苦缺水，全年降雨量极少，几个月不下一滴雨，从地下数十米深的井中抽出来的水，咸涩难咽；二是苦风沙，全年有四个月的风沙季节，漫天飞舞的风沙来临，天昏地暗，相隔数米不见人影。山上怪石嶙峋，风化严重随时都可能滚下来，地形也十分奇特，到处是沟壑，就像遭受到史前大洪水的冲刷而后形成。开车数十里地不见一片绿叶，蔬菜供应十分紧缺。当地农贸市场也只在每个星期一的下午才卖菜，价格贵而且品种少。

"种自己的菜"，曹盛生队长在全队生活会上斩钉截铁地提出，我们要充分利用住房边的空地，再想法开发其他菜地。

经过多次走访，发现在距12千米远的地方有当地菜农的菜地，曹队长带领队员去参观，想了解此地适合种的蔬菜品种。

到了菜地才知道这里全是大棚种菜，种的蔬菜只有西红柿和黄瓜。老板是一位50多岁高大强壮的突尼斯人，他见到我们立刻问好。

曹队长用法语和阿拉伯语与他亲切地交谈，告诉他我们是中国医疗队的专家。老板听了后很高兴，告诉我们他叫苏依斯（化名），他家最小的儿子叫本格森（化名），就是第12批中国医疗队妇产科专家接生的，所以他见到我们倍感亲切。当曹队长询问他能否用他的土地种菜时，他非常爽快地答应了曹队长的请求，并让我们尽快种菜，别耽误了季节。

我们送去了种子，并教他如何播种，他把大棚里靠边的一长溜地留给我们。一个星期过去了，他打来电话高兴地说种子出了苗。曹队长查看后告诉他萝卜播种的密度不够，不能像他那样两颗种子间隔半米，他听后像犯了错误的小孩一样挠着自己的头，然后耸一耸双肩，令我们大笑开怀。

小苗一天天长大，当医疗队忙于工作没空去菜地时，苏依斯会带着他的女儿们帮着除草、施肥、浇水。看着他精心呵护我们的菜地，队员们心中的感激之情油然生起。曹队长几次拿钱给他，算是他帮我们的忙应得的报酬，苏依斯一再拒绝，并指着他身边的儿子说："儿子是唯一的，朋友也是唯一的。"

苏依斯在当地属殷实之户，经常邀请我们去他家做客。他有6个女儿和2个儿子，我们去的那天，他的女儿们全部穿上鲜艳的阿拉伯民族传统服饰来迎接我们。经过一段时间的交往，苏依斯已能字正腔圆地用中文说"你好"了。

收获的季节到了，屋旁是绿茵茵的小白菜、菠菜，大棚里是芹菜、白萝卜。面对着是中国的种子生长出来的蔬菜，队员们兴奋不已。当时任中国驻突尼斯特命全权大使一行来克比里医疗队慰问时，听说餐桌上的青菜是医疗队队员和突尼斯朋友种出来的，大使高兴地说，这么短的时间能在沙漠土壤中种出青菜，是奇迹，也是中突友谊的象征。

苏依斯也非常开心，当有人问他为什么不计报酬地帮中国医疗队种菜，他只是轻轻地说了句："中国医生是我的朋友。"

"朋友"，在突尼斯人心中是一句庄严的承诺。我们中国医疗队外出时经常会听到突尼斯人对我们友好地喊"撒哈比"（阿拉伯语朋友之意）。中突两国人民的友谊经过几十年来的交往，在突尼斯人民心中深深地扎下了根，愿这朵象征着友谊的沙漠玫瑰更加绚丽！

我在汤加工作的日子

崔艳芳（滨州医学院附属医院）

第 1 批援汤加中国医疗队队员

2018 年 7 月 26 日至 2019 年 3 月 4 日，我在援助汤加的七个多月里，与维奥拉医院的同事们结下了深深的友谊，同时也领略到异国他乡的风土人情，更深切感悟到四五千华人华侨在此定居、工作、经商、援建的不易，只有祖国强大，海外的华人才有安全感和满满的自信。

汤加是个非常特别的国家，在这里，你会看到有的成年人慢悠悠地在路上走着；他们看起来做什么都不着急，特别气定神闲；他们仿佛平静地接受和享受着目前所拥有的。

汤加靠近赤道，北部是热带雨林气候，南部是热带草原气候。这里安静祥和，低矮且没有围墙的房子，环绕着散发着香气的树木，大海、海岸线、兰花、椰子树……既充满了异域风情，又像陶渊明描写的《桃花源记》中的"黄发垂髫，并怡然自乐"，没有什么能掩盖住汤加人的快乐。

我们六个人作为第 1 批援汤加中国医疗队的队员，从北半球飞到南半球，没有老队员的接应，没有住处，一切从零开始，困难可想而知。七个月的时间，从无到有，从本岛到外岛，我们的汗水洒在了汤加的土地上，也赢得了汤加人民、驻汤加大使馆、汤加华人华侨的认可和赞美。

我们医疗队六个队员分别为眼科、麻醉科、医学检验科、急诊科、超声诊断科和精神卫生科六个专业学科的从业人员。工作日，我们在汤加的首都医院（维奥拉医院）上班。周末，我们医疗队开展了很多义诊和查体活动。汤加成年人大多肥胖，高血压、高血糖患者非常多，因糖尿病引起的眼科疾病较多。我们医疗队作为一个跨专业的组合，在义诊和社区查体的过程中紧密配合，分工合作。我们医疗队得到了当地政府、汤加人民、大使馆和华人华侨的一致好评，并多次被汤加电视台采访报道。

我的工作日绝大部分时间是在汤加本岛的维奥拉医院检验科上班。在见过了科主任埃卡（化名）和塞文滕（化名）后，我便投入忙碌的工作中。科室里的同事很友好，也很热情。他们把我当成科室里的一分子，无论是聚餐，还是娱乐活动，甚至是出殡，都会通知我，希望我能参加。我在检验科工作的这七个月，感到非常愉快，和同事相处也特别融洽。

在工作中，同事经常和我聊起中国。他们在电视及网络上能看到中国这些年的发展和变化，都非常期望有一天能到中国来游玩。他们对中国的美食很感兴趣，特别是饺子。我曾经在科室里聚会的时候教他们包饺子，他们很喜欢中国的韭菜，并问我在哪里买的。其实在汤加有很多中国农民在种菜，很多还是山东老乡。每次去菜市场看到中国人和国内的常见蔬菜，那种异乡异客的感觉少了很多。

汤加人的母语是汤加语，第二语言是英语。在科里上班，我都是用英语和同事交流，我们的交流没有障碍。但有时候工作闲暇，他们会教我说汤加语，如果我能说上几句，他们就会特别兴奋。埃卡主任还特意给我起了一个汤加名字，"Ofa（奥凡）"，爱的意思。他们也会主动要求学说中国话，问中国的一些风俗和现况，会问到中国的春节、高铁、社交软件等。

知道我快要到期回国的消息，汤加检验科的同事都非常不舍，我们很珍惜一起相处的时光。我给他们带来了中国友好的声音，带来了中国文化和中国故事，也感受到了汤加人民的友好、善良、热情和快乐。我给他们留下了中国的毛笔字作为留念，也把他们送给我的树皮画带回中国。我们都期望还能有重逢的一日。

我们不虚此行，全身心地投入援汤加工作中，带着汤加卫生部和中国驻汤加大使馆的奖状，向祖国和亲人交了一份满意的答卷，也很荣幸自己能为中汤两国的友好尽一份绵薄之力，这是我一生的财富和美好回忆。

玛莎的婚礼

姜　宏（河南省肿瘤医院）

第 6 批援厄立特里亚中国医疗队队员

　　玛莎（化名）是我们工作的奥罗特医院的手术室护士。小姑娘刚 20 岁，很漂亮。早在两个月前，她就告诉我她要结婚了，邀请我到时一定去参加她的婚礼。

　　举行婚礼的那天是一个周六，早上 6 时驱车赶到教堂，玛莎和她的新郎迎了上来。他们二人身着一袭华贵的、缀满金片的黑色长袍；头上戴着皇冠似的帽子，像从神话中走出来的公主和王子！科里的姑娘们也都穿着绣有不同花色的白色传统长裙，编着不同样式的辫子发型，漂亮得让我眩目！这时响起了钟声，喧闹的人群瞬时安静下来，神父走到台上主持婚礼。他没有停顿地说着当地语言，我一句也没听懂。这时乐曲声响起，新娘新郎交换戒指，人们把小花篮和彩纸片撒向他们。随后走出教堂照相，这一切结束已经 9 点了。玛莎告诉我们现在要去郊外拍照了。这是一处风景区，新人由 4 个伴郎和 4 个伴娘陪着拍照。有意思的是拍照时他们总是让我站在中间，有点喧宾夺主。玛莎还把她的长袍和帽子给我披挂上，同新郎来了张合影，又引来了一阵尖叫。这时艳阳高照，大家又热又渴，便来到一棵大树下，坐在草地上，每人一块面包，一杯红茶，简单吃喝完毕又要开始照相了。我们客气地提前告辞，临走时玛莎再三邀我们第二天一定去她家。

　　周日上午 11 点，我们开车来到玛莎说的地址。远远地看见有一个庞大的帆布帐篷搭在那里，地上撒了许多白色纸条，一些身穿白色服装的人在出出进进。怎么回事？这不太像办喜事嘛！正疑惑间，麻醉科的西尤姆（化名）走过来了：没错就是这儿。进入约 100 平方米大小的帐篷内，里面摆着许多由木板和木墩搭成的"席位"，今天将要在这里举行婚宴。穿过帐篷来到院子里，迎面一口直径约 1 米的直筒锅，咕嘟咕嘟地煮着牛肉酱，旁边两个灶台在同时做

"英吉拉"（用一种叫类似小米的苔夫磨成面粉，搅成面糊发酵后摊成饼，类似煎饼。不过他们喜欢发酵过头，很酸）。这就是婚宴的食物。看到玛莎，我们按中国的习惯给了她一个红包，她高兴地给了我三个贴面礼。让我们进屋，给我们端来了"苏瓦"（当地人自己酿的酒，味道酸苦），说她要去化妆了。

大约 12 点，音乐声响起，有人带我们进入帐篷在第一个席位坐下。随即，身穿婚纱的玛莎在手里舞着花束、树枝、青玉米秆的亲属们簇拥下走了进来，坐在中间的位置。所有的人都站了起来，随着音乐原地摇摆，还有几个挎着皮鼓的人敲着跳着进来了。开始"上菜"了，每个木墩上放一个大圆盘，里面是一叠"英吉拉"，把一盆牛肉酱往上面一倒，一圈人就开始"下手"了。医院的同事争着把一块块蘸过酱的"英吉拉"往我嘴里塞（这是一种友好热情的表示），我不得不强往下咽。盘内的"英吉拉"吃完了加，加满了吃，就这一种食物，一直吃了近两个小时！

这时只见远处尘土飞扬，一堆人（不分队形）叫着跳着唱着过来了，原来是新郎家来接新娘了。四个伴郎进到屋内抬出两个打开的木箱，绕着帐篷转圈。所到之处人们都捡起地上的白纸条往箱子里放（是祝福的意思）。走到我跟前时，我看见一个箱子里装了几件衣服，几双鞋子；另一个箱子里装的是一套黄金首饰和几个皮包，这就是玛莎的嫁妆了吧。下午 4 点，神父来了，对着新人念念有词，还是听不懂，想必是些祝福的话吧。玛莎就要去新郎家了，她邀我们同去。听说到新郎家还要吃"英吉拉"、喝"苏瓦"，我的胃就开始反酸了。可玛莎再三相邀，盛情难却，舍"胃"陪玛莎吧！

在新郎家相同的帐篷内，举行了相同的婚宴仪式。人们开始跳舞了，我们随着欢快的音乐跟着人们跳了几圈，悄悄地退出了狂欢的人群。远远地看着玛莎和她的新郎很高兴地在跳舞，我们不禁从内心祝福这对新人幸福快乐。

探访医疗队生活

李霖荣（昆明医科大学第二附属医院）

第6批、第10批及第15批援乌干达中国医疗队队员李和之子

2012年暑假，我们一家在乌干达团聚了，为什么会在乌干达呢？因为我父亲是中国第15批援乌干达中国医疗队队员。在我的成长印记里，几段关于父亲的记忆都是"父亲在援乌干达中国医疗队工作"，我童年时听父亲讲过的大部分故事，也都是围绕援乌干达中国医疗队的，因为在我三岁和十一岁时，父亲就曾两次参加了援乌干达医疗队。我的童年，与"乌干达"和"医疗队"这两个词结下了不解之缘，对于我来说，援乌干达中国医疗队不仅仅是一个简单词语，它是一种光荣、一种骄傲、一种责任、一种友谊，也是一种思念。

这一次探亲，我真正地踏上了非洲的土地，也真正经历了医疗队的生活，体会到了医疗队队员在国外生活的点点滴滴。

意想不到的见面礼

飞机马上就要降落在乌干达了，马上就见到离别一年的亲人了，心中的激动也随着地面景物的变化一点点放大。父亲会给我一个什么样的见面礼呢？随着飞机的降落，办完出关手续，走出候机大厅，谜底揭晓了。父亲给我的见面礼确实意想不到，不是拥抱，而是为我们涂上防蚊虫叮咬的药水，其他所有队员给家属的见面礼都是这般。原来在非洲，除了艾滋病，疟疾、伤寒、霍乱、黄热病等传染病也非常普遍，于是，这样的见面礼，就在情理中。

很少见。这里大多数房屋都是只有一两层楼高，超市，二层小楼；商店，二层小楼；医院，也是二层小楼，街上跑着十几年前出产的"老爷车"，就算是到了乌干达的首都，其城市建设水平也就相当于国内的一个小县城。除了低矮的楼房，停电在乌干达也是"家常便饭"，队员们说，住在金贾的时候，晚上不停电，反而觉得不习惯了，这就是乌干达的真实情况。

珍贵的豆腐

豆腐在国内是普通得不能再普通的菜，但在乌干达却是最珍贵的，乌干达虽然在热带地区，但是不发达的农业使得这里蔬菜品种非常单一，除了番茄、土豆、卷心菜以外，其他的菜都非常少。于是医疗队的花坛里，除了花花草草，还有队员自己种的豆子、白菜等各种蔬菜，这是医疗队驻地的一道独特的风景。

半途而废的恩德培之行

医生除了是一种职业以外，更代表了一种奉献与责任，这是我在医疗队生活中所体会到的。我们在恩德培参观植物园的时候，接到电话说有人生病了需要医生。虽然那天放假、虽然我们在恩德培、虽然参观才刚刚开始，但是医疗队队员没有一点儿犹豫，挂了电话就马上驱车赶回坎帕拉的医院看病了。那天我们错过了恩德培的游览，但是上了受益终身的一课。

"你好"

如果问我在非洲最感动的事情是什么，我会毫不犹豫地告诉你，是有人跟我说"你好"。我们驱车外出，经常可以见到路边的小朋友跟我们打招呼，他们一边不停地挥手，一边高喊着"Hello, Chinese（你好，中国人）"。除此之外，有时在路上遇到当地人，他们也会用蹩脚的汉语说"你好，你好"。特别是在医疗队驻地附近散步，热情的当地人除了跟我们说"你好"以外，有的还会说"中国Doctor, thank you（中国医生，感谢你）"。在异国他乡，陌生人主动跟你用汉语打招呼，真是一种莫大的荣幸啊。这是对中国医疗队最朴素最真挚的肯定。每当这个时候，我都感到深深地自豪，为自己是医疗队队员的家属而自豪，为中国医疗队自豪，更是为伟大的祖国感到自豪。

这就是医疗队生活的点点滴滴，普通，但是不平凡。它给我的体会太多太多。虽然生活与工作环境艰苦，虽然远离祖国远离亲人，但是队员们无私的奉献精神、高超的医术与高尚的职业道德获得了当地医院与当地民众的称赞与尊重，中国医疗队与非洲人民结下了深厚的友谊，乌干达也成了医疗队队员的第二故乡。

在苏丹的日子

陈　馨（宝鸡市中心医院）

第 28 批援苏丹中国医疗队队员

宝鸡市中心医院宣传科

离开苏丹已经 6 个多月了。回到日思夜想的家乡，与家人团聚、与同事重逢、重新融入熟悉的工作环境，这一切对我而言，亦真亦幻。每到夜深人静之时，在苏丹 600 多个日日夜夜的难忘经历总会在脑海中浮现。半梦半醒之间，我似乎又回到了那里，回到了那片虽然贫瘠却满载爱心的土地。

初到苏丹

2007 年 8 月 21 日清晨，作为第 28 批援苏丹中国医疗队的陕西代表，我第一次踏上了苏丹的土地。

当地时间早上 7 时，一下飞机，我们便受到了阿布欧舍友谊医院院长和他们宗教领袖的热情迎接。在他们的安排下，我们直接从机场乘车向着我们在苏丹的"新家"——杰济拉州的阿布欧舍友谊医院出发。

初到苏丹，我对这片神奇的土地充满了好奇。真正站在这片土地上，广阔的土地给人一种荒漠之感。在这里，黄、黑、红三种颜色给我的感觉最为强烈。黄色就是大片的土壤色和建筑色，即便是国王的宫殿和酋长们的豪宅，也都是采用外表黄色的建筑风格；黑色就是苏丹人正宗的肤色，那种沁润着光泽的、黝黑的颜色，显得十分天然、透彻和厚重；红色就是苏丹特有的一种天然植物饮料，大家称之为"苏丹红"，非常纯正的一种血样的红色。坐在车上，透过车窗看到漫天弥漫的沙尘，到处一派荒凉景象，大家的心里都有些不是滋味儿。

然而，很快苏丹人民的热情就让我们感受到了荒凉之外的温暖。上午 8 时，我们到达阿布欧舍友谊医院。刚一下车，就被当地老百姓团团围住了，四周到处是"赛来吗利益扩募，达马木"（中文是问候的意思）。人们主动伸出手来接过我们的行李，帮我们打扫房间卫生。待我们安顿好之后，院长直接拿给我们

1 000 苏丹镑，让工作人员领我们到市场买菜。上午 10 时，阿布欧舍友谊医院全体人员为我们召开了热情洋溢的欢迎会。我们吃着当地珍贵的椰枣、花生，欣赏着医务人员载歌载舞的表演，很快融入了这个全新的环境，开始了紧张又繁忙的工作。

爱在苏丹

苏丹人民对中国人的深厚感情是在中苏两国 50 多年的相互交往中建立起来的，其中中国医疗队起了非常重要的作用。在这里，我们随处都能感受到苏丹人民对中国的热爱之情。

阿布欧舍友谊医院的工作人员对我们的生活非常照顾。尽管物质资源匮乏，他们仍然每月宰羊为我们改善生活。每到中国的传统节日，他们都会给我们送来汽水、红茶和食物，和我们一起欢庆节日。我们生活上有什么困难，他们都会想尽办法帮我们解决。

不仅在阿布欧舍友谊医院受到这样的"特殊优待"，在苏丹，我们随处都会得到这样的待遇。我们去离驻地 20 多千米的哈萨黑撒买菜，要过收费站，听说我们是中国医疗队，收费站的人员不仅不收费，而且还热情地喊："色你撒第一个！"意思是"中国人都是我们的朋友"；我们在阿布欧舍友谊医院门口的操场上散步，苏丹的小朋友一见我们，便用学来的汉语朝我们大声喊："中国朋友！"我有时候抽烟，常去商店买烟，每次店老板都热情地招待我；每到周末，医院的护士和周围的人常会邀请我们去他们家里做客，准备丰盛的饭菜款待我们，我们吃得少一点儿他们都会觉得我们见外，反而不高兴……

面对如此淳朴善良的苏丹人民，工作中我们不敢大意。每做一次检查都力求精准，每开一张药方都反复核对，每做一台手术都充分准备，生怕辜负了苏丹人民对中国医生的信任。

每逢佳节倍思亲，身处异国他乡，我们的感受更为深切。然而，在这片离祖国千山万水的非洲大地上，我们对于医生"救死扶伤"的神圣职责有了更深刻的理解，对"为国争光"的使命感也有了更真切的体会。

"爱在苏丹"。这个"爱"既是苏丹人民对我们的爱，对中国的爱，也是我们医疗队队员对患者的爱，对苏丹人民的爱，更是对伟大祖国的爱！

愿"中国医疗队"这面旗帜高高飘扬在这片广阔的非洲土地上，留在苏丹人民的心中。

第五章

荣耀之歌

辉煌的乐章

陈新忠（首都医科大学附属北京天坛医院）

第 22 批援几内亚中国医疗队队员

2011 年 4 月 13 日，是一个值得庆贺的日子，中几友好医院落成典礼于当地时间下午 4 时成功举办。此举标志着中国政府实现了在 2006 年中非合作论坛北京峰会上对非洲国家的庄严承诺，见证了中国政府对几内亚人民的友好情谊。在中几友好几十年的辉煌乐章中，又奏响了一曲 C 大调交响乐——《友谊地久天长》。

中几友好医院建设得十分漂亮，一组由两层和三层楼房组成的建筑群，错落有致地坐落在面朝大西洋的半山坡上。白色的墙、明亮的窗、天蓝色的屋顶，给周边的环境增加了亮丽的色彩。今天，又特别增添了别致的中国元素，用中文、法文两种文字书写的大红色对联悬挂在门诊大厅的两边，左联是"弘扬中几传统友谊"，右联是"促进经济技术合作"，横批是"中几友好医院落成典礼"。伴随着楼顶上、广场上微风中飘扬的彩旗，红彤彤的中国元素显得格外喜庆。

中几友好医院的落成典礼在医院的前广场举行。典礼以几内亚国家外交礼仪中规格最高的仪式拉开了隆重的序幕。红地毯从医院的外大门一直铺向门诊大厅，在门诊大厅的大飞檐下摆放着一张供就座的皮沙发；在门诊大厅前大理石立柱旁与大沙发前的茶几上插着中国国旗和几内亚国旗；广场的左边搭着三顶非洲特有的遮阳帐篷。广场的中心摆放着主席台，主席台的后面是三军仪仗队和军乐队，会场布置得庄重而热烈、高贵而典雅。

一声军令，仪仗队枪上肩，军乐声起，在悠扬的迎宾曲中，一辆辆红旗牌高级礼宾车缓缓地开进会场。中国政府经济贸易代表团团长和中国驻几内亚大使由几内亚总理陪同，与早已等候在那里的政府要员和外交使节一一握手，互致问候。

军乐声又一次响起，激昂的小军鼓也亢奋起来，身穿节日盛装的人们都站起来欢呼，大批国内外记者蜂拥而至，我也夹在他们的队伍里，惊喜的是我在第一时间见到了几内亚总统先生。70多岁的总统先生身材高大、体格匀称、步伐矫健。面带微笑的总统先生首先向人民、士兵挥手致意，然后快步走到中国政府经济贸易代表团团长就座的小帐篷下与团长先生亲切握手，互致问候并交谈。这一激动人心的时刻被我高高举过头顶的相机记录下来。庆典仪式开始了，几内亚总理和中国政府经济贸易代表团团长发表了热情洋溢的讲话。中国驻几内亚大使馆经济贸易代表处与几内亚卫生部交换了中几友好医院土建工程及设备安装全部完成备忘录的文本。就在这一时刻，新医院被郑重交给了几内亚人民。

军乐声再起，总统先生参观了医院门诊、急诊室、手术室、CT室和部分病房。

军乐声时而激昂奋进，时而委婉动听，小军鼓"咚咚"地敲着，明快的节奏感激励着人们奋勇向前。

中几友好医院的落成典礼结束了。从C大调交响曲至友谊地久天长的第二乐章，接下来还等着我们医疗队队员用心血写出最美的音符，还等着我们用汗水谱出最美的旋律，还等着我们与几内亚同行们共同奏响辉煌的乐章。

中非友谊的丰碑

赵小军（泰州市人民医院）

第32批援桑给巴尔中国医疗队队长

2023年9月11日，是一个让我和我的队友终生难忘的日子。

坦桑尼亚桑给巴尔总统在总统府为我们第32批援桑给巴尔中国医疗队的21名队员颁发奖章和纪念证书。"中国医疗队长期扎根于此，给我们提供了大量的医疗设备和药品，他们精湛的医术为当地人民带来生命健康福音……"总统先生的高度评价让我和我的队友倍感激动与自豪。作为援外医疗队队员，尤其是擅长腹腔镜技术的我，在听到总统先生提到"尤其是腹腔镜技术的开展，把我们的医疗水平提升了一大截"时更是感慨万千，能够通过分享中国经验得到总统认可，成为我和我的队友们人生中的高光时刻。

2022年的9月，我与20名队友第一次踏上桑给巴尔这片土地，开始了在温古贾岛的纳兹莫加医院和奔巴岛的阿卜杜拉姆才医院的工作。这一年，我既是队长，也是一名普外科医生。今年4月，我被告知，一位黄疸患者的磁共振检查明确为胰头占位伴梗阻性黄疸。患者辗转多家医院后联系到中国医疗队。我随即召集我们医疗队放射、麻醉等相关专业队友和当地普外科医生进行多学科讨论，认为行腹腔镜下胰十二指肠切除术为目前最佳的治疗方案。在做完充分术前准备后，在全麻下行腹腔镜手术治疗，在多名队友及当地助手的协助下历时7个小时顺利完成手术。这例腹腔镜下胰十二指肠切除术填补了桑给巴尔技术上的空白。队友们也深受鼓舞，陆续开展多例腔镜微创新技术，如单孔腹腔镜下子宫肌瘤切除术、附件肿瘤切除术、腹腔镜下巨大肾上腺嗜铬细胞瘤切除术等。

我清晰地记得总统先生第一次接见我们的场景。那是我们医疗队抵达桑给巴尔四个多月后，也是在总统府，除了表达对中国政府的感激之外，总统先生告诉我们卡托甘尼区医院刚刚开诊，存在缺医少药的问题，希望医疗队提供帮助。我们全队迅速行动起来，对新开诊的医院进行调研，筹措捐赠紧缺医疗物资，并对全院医生开展专业技能培训。我们始终牢记周恩来总理访问桑给巴尔时提出的给当地人民留下一支"永远不走的医疗队"的嘱托，积极回应总统先生的期待，对当地医生进行腹腔镜模拟训练，并与桑给巴尔国立大学医学院联系，在医学院大四、大五的学生中开展教学授课。

听着总统先生深情的话语，我无数次陷入沉思。还记得我们向本布维尼健康中心捐赠医疗物资时，总统先生与我们的亲切交谈；还记得我们医疗队队员在米切维尼地区举行义诊时，总统先生对我们致力于培训当地医生的感谢；还记得我们走遍桑给巴尔岛的孤儿院开展健康体检和生活物资、学习用品捐赠时与总统先生的偶遇……一年的时间虽短，记忆很漫长。而中国对桑给巴尔的医疗援助却源源不断地坚持了59年，一批批医疗队队员的接续奋斗铸就了中非友谊的丰碑！

"感谢中国医疗队，让广大民众享受了高水平医疗服务，感谢中国政府长期以来对桑给巴尔卫生事业发展的援助！"授勋现场雷鸣般的掌声响起，把我拉回现实。一年的援外医疗任务很快就要结束了，我和队友们将珍藏来自总统先生的充分认可和桑给巴尔人民的深厚情谊，继续践行中国医疗队精神，以仁心仁术造福当地人民，以实际行动讲好中国故事，为推动构建人类卫生健康共同体作出更大贡献！

最受欢迎的人

——中国医疗队在赞比亚

马世琨　鲍世绍（《人民日报》记者）

　　1982 年 3 月，在赞比亚卢安夏市工作的中国医疗队受命调往省立医院。当地群众闻讯后，自发地进行了规模可观的请愿示威，高呼"中国医生不能走！我们需要他们！"此间一家官方报纸曾为此发表文章，称赞"中国医生以其出色的工作赢得了赞比亚人民的心"。

　　对一个医生来说，群众的信任无疑是最高的荣誉。这种荣誉来自他们真心实意为赞比亚人民服务的精神。

　　做白求恩式的医生，是来自河南省的中国医疗队队员的共同信念。在他们工作的医院，不论是卡布韦市省立医院还是卢安西亚市汤姆森医院，都是医生少，患者多。一个中国外科、骨科和妇产科的医生，每班一般约安排四五个中等以上的手术，内科医生每班看病都要超过 50 人次，忙得没有喝口水的时间。住院患者总是远远超过病房床位，致使查房任务格外繁重。下班后，他们几乎每天都要紧急出诊，每次都随叫随到，毫无怨言。因此，当地群众对中国医生一致的评价是：对患者认真负责，一视同仁，工作不限时间，不计报酬。

　　在卢安西亚，至今还传颂中国医生救活一位垂危患者的事迹。一天傍晚，一个子宫破裂的妇女被抬到汤姆森医院。当时患者流血不止，休克、血压骤降。这天正碰上全市停水，医院的消毒手套、消毒手术衣等已经用完，血库又没有血。怎么办？让患者转走，必然凶多吉少，接收下来，肯定要冒很大风险。中国医生置个人荣辱于不顾，全体出动，采取特别应急措施，全力抢救患者，一直忙到深夜。医院院长深受感动，第二天一早就动员该院职工向患者献血。经过医生和护士几天的精心治疗和护理，这位八个孩子的妈妈终于转危为安。出院那天，她迟迟不走，直到向中国主治医生任芬若行了跪拜之礼，并连声说："你们救活了我，也救活了我全家"，这才挥泪离去。

中国医疗队每两年轮换一期，现在已是第四期。每一期队员都十分珍惜这段在异国的宝贵时间，尽其全力为赞比亚人民服务。他们常常放弃节假日的休息，有的甚至带病工作。卡布韦医院的骨科医生张良民，因劳累过度患了心肌炎，有一段时间，他上午去医院上班，下午在住处打吊针点滴，但只要急诊需要，他总是拔下针头就走。这仅仅是医疗队无数感人事迹中的一个。

赞比亚医院药品和医疗器械严重短缺。在医疗条件困难的情况下，中国医生千方百计开展开胸、开颅等难度较大的手术，解决了有些手术过去只能到国外去做的难题。他们不断总结经验，摸索出了治疗当地常见恶性疟的有效方法，还用中草药佐以其他药物治疗，使许多不孕妇女当上了妈妈。医疗队有两名针灸医生，用小小的银针消减了患者痛苦，让不少瘫痪患者重新站了起来。中国医术令人折服，求医问诊者不远千里，甚至从扎伊尔（现为刚果民主共和国）、津巴布韦等邻国慕名而来。

质朴的赞比亚人民用种种方式表达他们对中国医生的感激和敬意。年轻的夫妇将中国医生抢救出生的婴儿取名为"秦那（中国）""依奇布萨（友谊）"；一些年老牧民常常含着热泪向中国医生行跪拜礼，感谢他们的救命之恩；有的出院患者向医院捐赠纱布、床单以改善那里的医疗条件；许多店主执意把当地抢手的商品留给中国医生；在任何情况下，中国医疗队的车辆不受检查；当地照相馆印彩色照片一般需要两个月的时间，但不出三天，冲印好的照片就会送到中国医生手上；不论何时何地，中国白衣使者总是受到人们热情问候和真诚帮助。

一位当地官员说："在赞比亚，中国医生是最受欢迎的人。"是的，对这种赞誉，中国医疗队的医生是受之无愧的。

（来源：1985 年 7 月 2 日，《人民日报》，已获得授权使用）

第4批援东帝汶中国医疗队获总统嘉奖

何　川（成都大学附属医院）

第4批援东帝汶中国医疗队队员

　　2012年9月5日上午，晴空万里，微风徐徐，东帝汶首都帝力市区西部的共和国总统府整饬如新，鲜花夹道。大门前，六名身着东帝汶传统武士服装的总统卫士庄重肃立，总统私人助理率领数名官员垂手恭候，他们身后是端着各色摄影器材的媒体记者。10时许，载着中国医疗队专家的客车缓缓驶入，助理先生快步迎上前去表示欢迎，随即引导中国医疗队全体专家步入总统会见厅。今天，刚刚履新的总统先生要在这里向第4批援东帝汶中国医疗队的专家颁发嘉奖证书。医疗队专家和随后抵达的驻东帝汶使馆临时代办率领的使馆人员甫一坐定，总统先生即快步走进会见厅，与大家见面。总统先生笑容满面，态度亲切，与在座的每一位中方人员一一握手问候。总统先生对医疗队到访感到十分高兴，他说："我知道你们这一队即将结束在这里的工作返回中国，在你们回国之前邀请你们到这里，一方面表示我国政府和我本人的最诚挚的感谢，另一方面我听说你们在这里的工作兢兢业业，技术精湛，救护的患者数以万计，也代表我国人民对你们的工作表示感谢。"总统先生又谈起两国的关系，对于中国给予的无私援助深表感谢，对于两国进一步发展双边关系充满期待。他说，中国医疗队在东帝汶已经工作了八年，希望今后能继续得到中国在医疗方面的援助，源源不断地派遣医疗队来东帝汶工作，并且也希望能派遣人员到中国接受培训，提高技术。最后，担任东帝汶国防军总司令官多年的总统先生郑重向中国医疗队全体致以军礼。

　　随后，总统先生向援东医疗队全体医生颁发嘉奖令。东方对此次颁奖安排十分周详，准备嘉奖证书的时候在总统签名的地方没有以签章代替，而是特意留下了空白。证书送到颁奖现场后，工作人员递上签名专用笔，总统先生亲笔签名，签名前还不失幽默地对大家说："我有这个荣幸吗？"引来一片掌声。

证书颁发完后，总统先生还向医疗队赠送了极具东帝汶传统文化特点的礼物，并邀请全体医疗队队员和使馆代表合影存念。当晚，东帝汶国家电视台以头条位置报道了这次颁奖活动的全过程。

长期良好的互动，使当地人民与医疗队结下深厚的友谊。2008年汶川大地震发生时，当地尽管经济落后，民生维艰，仍积极捐款，令人十分感动。这次总统先生特别为中国医疗队颁奖，可视为以医疗队为桥梁的中东友谊之树茁壮成长的见证。我们相信，随着时间的推移，这株大树会愈加参天傲立，愈加枝繁叶茂。

几内亚比绍总统向第 19 批援几内亚比绍中国医疗队授予国家荣誉勋章

刘轲辉（广元市中医医院）

第 19 批援几内亚比绍中国医疗队队员

2023 年 5 月 25 日，几内亚比绍总统选择在"非洲解放日"这个象征着非洲人民为争取进步、自由和发展而不懈努力的特殊日子里，向第 19 批援几内亚比绍中国医疗队授予"合作与发展国家荣誉勋章"。合作与发展国家荣誉勋章系几内亚比绍最高荣誉勋章之一，由共和国总统授予国内外为几内亚比绍国家发展作出卓越贡献的个人或集体。

授勋仪式在国家首都比绍的总统府大厅举行，仪式开始前，我们医疗队刚结束"中非暖童心"孤儿院义诊和捐赠活动，风尘仆仆地赶到总统府。队员身着黑色西装，蓝色斑点领带，精神抖擞，完全看不出义诊的疲惫。上午 11 时 25 分，全体医疗队队员列队整齐，在总统助理的引导下走入总统府大厅。这是一座庄严肃穆的建筑，宽大的门厅、朱红的地毯、严肃而英武的警卫显得格外的威严，米金色的墙壁上挂着历届领导人的肖像，见证了该国的历史和发展。全体队员依大厅右边整齐站定，政府官员依大厅左边列席，一众媒体代表纷纷用耀眼的闪光灯，记录着这一特殊时刻的到来。随着两位总统私人警卫拉开一扇棕红色雕刻精细的木纹大门，几内亚比绍总统身着盛装，迈着稳健的步伐走出来，微笑着望向我们，让人感到无比亲切。

总统先生的声音铿锵有力，他讲道："在我国经济、卫生和基建因内战而被严重破坏时，是中国朋友坚定的与几内亚比绍人民站在一起，让我们得以从困境中走出来。2018 年开展的'光明行'白内障复明活动让很多失明的人民重见光明，至今还被各界称赞；三年的新冠病毒感染疫情肆虐，中国医疗队队员坚守一线，与当地医务人员携手抗击疫情，用大爱无疆的医者精神感染着身边的每一个人；特别是你们——第 19 批援几内亚比绍中国医疗队队员们，已为几内亚比绍建立了'临床检验基因实验室'等多学科现代化前沿医疗中心；

中国川北医学院附属医院对口支援我国卡松果医院，为其建立多个现代化手术室，并选派 6 名该院医生免费到川北医学院附属医院培训学习。"总统表示："感谢中国医疗队为几内亚比绍人民提供的服务。中国在很多领域都是几内亚比绍的重要合作伙伴，几内亚比绍人民对此心存感激。"

中国驻几内亚比绍大使真诚地感谢总统先生对中国医疗队工作的肯定，他强调中国人民热爱和平、珍视生命，援外医疗就是生动的体现，至今中国医疗队已在非洲持续工作了 60 年，任何一个国家持续数十年做一件帮助他人的事，都应被视作奇迹。如今，这个奇迹仍在继续。

伴随着欢快的传统西非音乐，总统先生亲自为我们逐一佩戴上勋章，勋章在闪光灯下，显得更加耀眼。随后总统先生亲切与我们握手并拍照留念，我在握住总统先生手的那一刻，感到胸前的勋章更加沉重而有分量。这枚勋章不仅是对中国医疗援外 60 年工作的肯定，也是中国和几内亚比绍深厚友谊的见证。中国医疗队将在致力于中非友好的道路上继续砥砺前行，做好携手构建中非命运共同体和人类命运共同体的纽带。

携手援非医者情，
六十春秋延至今。
医道同心筑桥梁，
黄河奔腾飘国韵。

万里风沙吹不尽，
多少医者报国心。
汉唐盛景传天际，
如今远胜昔日景。